优生优育专家组　联袂编写

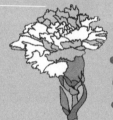

妈妈

MaMa Yuezi Huli
Quanmian Zhidao

月子护理

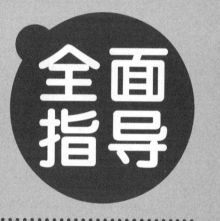

全面指导

主编：马晓珊　副主编：初明　陈玉琴

U0278311

中国人口出版社

我们坚持以专业精神，科学态度，为您排忧解惑。

目 录

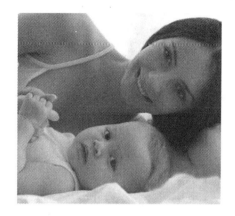

Part 7 月子妈妈保健与护理 76

Part 8 月子妈妈饮食巧安排　104

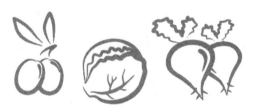

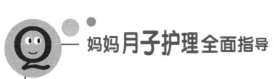

妈妈的心声

真的很难想像，肉眼看不见的细胞，会在母亲肚子里长成那样一个小小的小人！

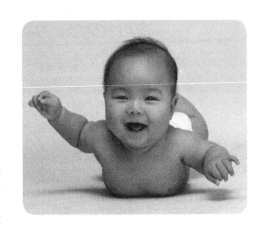

胎儿一经娩出，就不能再从母体的血液中摄取氧了。由于缺氧，促使新生儿为了生存而本能地开始了自己的呼吸，这就是第一声啼哭。

这一声啼哭宣告了新生命的诞生！此时，妈妈的感觉是："痛并快乐着！"

十月怀胎一朝见面，宝宝的皮肤、眼睛、头部样样是那么娇嫩，宝宝的哭声是那么亲切！眼睛是那么的似曾相识！

初为人母是人生中最绮丽的一段时光，包含着太多的激动、欣喜、幸福和不安。从白天到黑夜，妈妈的每一份关爱和呵护都伴随着宝宝茁壮成长。世界已向母亲们展开了最浪漫、最温馨的一页……

妈妈疲乏而深情地凝视着宝贝，深情地凝视着、凝视着……隐隐约约，似乎有一个稚嫩的、充满迷惑声音由远而近：

"我是从哪儿来的，妈妈，你是在哪儿把我捡起来的？"

妈妈把胸前的孩子用力搂了搂，看着宝宝浅笑地自语，说出了从少女时一路走来的心声：

你一直被我当作心愿藏在我的心底，我的宝贝。

你存在于我孩童时代玩的娃娃身上。我有一段时间，总是把你带在身上，睡觉时把你放在枕头边。

你存在于我做少女时的心里。驿动的心如花瓣儿张开，你就似散发出来的那股花香，你温柔的气息，在我青春的肢体上环绕。

你存在于我所有的希望和爱情里，活在我的生命里。

你从生命的源头随溪流浮泛而下，终于停泊在我的心头。是什么魔术把你——这个世界上的宝贝引到我这双纤小的手臂里来的呢？

当我凝视你的脸蛋儿的时候，神秘之感湮没了我：你将是万物之灵，竟成了我的，宝贝！

妈妈又把胸前的孩子用力搂了搂，她担心失去他。

看着宝宝，妈妈下定决心：**我将用一生来呵护你、爱抚你，与你同喜同忧！**

Part 1 恭喜你，成为新妈咪

一切都是在不经意中——不经意中，我怀孕了；同样在不经意中，十月怀胎一朝分娩了。

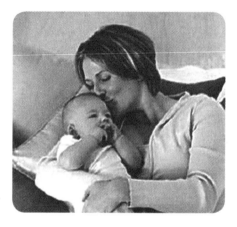

分娩的过程是与疼痛交往的过程，在疼痛中交织着期待和幸福，"痛并快乐着！"

终于，一个小生命被抱着到我的床前。我感觉幸福至极，同时又有一种惶惑：这就是刚才还在我的肚子里拱我的小东西吗？我下意识地用手摸了摸肚子，我笑了。

笑容很浅很浅，幸福很深很远……

恭喜你，从这一时刻开始，你就成为一个名副其实的新妈咪了！从此以后，作为母亲你将乐趣无穷，而担心也将无尽头，正如人们说的：**孩子是甜蜜的负担。**

为了养育好自己的宝宝，我们给你的建议是要保重自己，

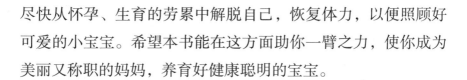

尽快从怀孕、生育的劳累中解脱自己，恢复体力，以便照顾好可爱的小宝宝。希望本书能在这方面助你一臂之力，使你成为美丽又称职的妈妈，养育好健康聪明的宝宝。

1 月子与产褥期

月子，医学上指的是产褥期。月子至少是产后6周时间，而不是一个月。

现代医学教科书明确规定：产褥期是指胎儿、胎盘娩出后的产妇身体、生殖器官和心理方面调适

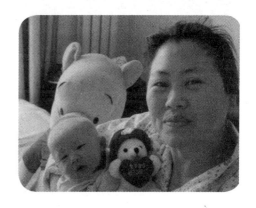

复原的一段时间，需6~8周，也就是42~56天。在坐月子的6~8周时间内，产妇应该以休息为主，尤其是产后15天内应以卧床休息为主，调养好身体，促进全身器官各系统尤其是生殖器官的尽快恢复。

过去大家普遍认为：月子就是一个月时间，产后休息满一个月就能全部恢复了。很多妇女产后一个月就开始参加体力劳动。过去不少中老年妇女患有子宫脱垂等疾病，就与产后休养不足有一定关系。

2 新妈妈怎样度过月子

坐月子的目的是让母亲获得足够的营养和充分的休息，另一方面，宝宝需要妥善的照顾，定时喂食、日常护理。

产后的最初 6 个星期，对新手妈妈来说是最为辛苦的一段时间。刚生过宝宝，新妈妈总会经历一段紧张忙碌的日子，这是一个适应的过程，但不会持续很长时间。因此，妈妈要尽自己所能，努力完成角色转换。

● 1~2周：

1.休息和转换角色

也许你像大多数新手妈妈那样，会利用宝宝睡觉的时间来做家务，或是想亲自照顾宝宝。但是要记住，只有得到充分休息，才能更好地照顾宝宝。所以，要尽可能多休息，宝宝睡觉时，你也要休息。同时，要尽快实现从孕妇到妈咪的角色转换。

2.限制探访

刚刚得到一个可爱的宝宝，新手妈妈当然想尽早让大家一睹他的风采。但是，不要低估来访者带给你的疲劳。最初几天，新手妈妈要尽可能限制来访的次数，如果感到疲惫，就不要接受探访，这样做别人是可以理解的。因此，对来访者要学会说："过两个星期再来吧"、"我想和宝宝睡一会儿"。

3.接受帮助

当你有了足够的休息，乐意接受来访的时候，要利用朋友们为你提供的帮助。试着告诉朋友："谢谢，我确实需要你们。"

4.安于现状，放弃一些念头

任何事，都会随时被宝宝打断。新妈妈要学会接受这一点。你会感到劳累，有时还会有情绪波动，不要为自己设定不合实际的必达目标。要接受现实，安于现状，放弃一些念头。

● 3~4周：

1.聆听建议

无论是否愿意，你都会从许多好心的朋友、家人，有时甚至是陌生人那里听到许多对妈妈和宝宝的建议。但这并不意味着你要接受所有的建议。你可以聆听他人的忠告，但要自己作出选择。每个孩子都不能简单地被当作普通的孩子。你比别人更了解自己的宝宝，所以不要担心凭自己的直觉照顾宝宝会出错。

2.宝宝的照顾需要爸爸妈妈的配合

家里多了一个新生宝宝，很自然，妈妈的注意力会全部放在他的身上。对宝宝的照顾和关心固然重要，但妈妈自己也需要关心。所以，不要忽视你和丈夫自身的需要。

3.造就一个酷爸爸

新手妈妈要接受这样一个事实：你和丈夫的关系会随着孩子的出世而改变。作为一个新手妈妈，你和宝宝会得到很多的关注，而爸爸可能会感到有点被冷落。让他花一些时间，享受做父亲的乐趣，是非常重要的。

4.照顾自己是第一要务

在爸爸和宝宝相处的时候，新手妈妈要给自己留出一些时间。要对自己好一点，让自己轻松一些，不要太急于恢复到产前的正常状态。另外，分娩6个星期时，新手妈妈不要忘记检查身体，以确保母婴健康。

● 5~6周：

1.调试心情

产后的最初6周是非常辛苦的，新手妈妈可能对产后的焦虑没有足够的心理准备。其实，这是很正常的。随着时间的流逝，焦虑感会逐渐淡化。准备一个小本子，随时把医生或朋友的建议记录下来。

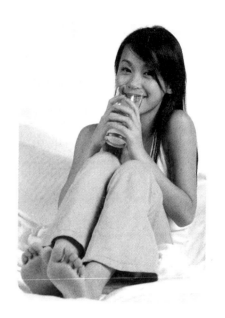

2.跟朋友聊聊

有时，新手妈妈只想与朋友聊聊天。如果身边没有其他妈妈可以交流，可以参加"妈妈俱乐部"，或在你住所附近找可以交流的人。有时候，你也可以阅读育儿杂志、图书。

3.克服孤单

多数新手妈妈会在产后感到忧郁，这种情绪是很正常的。如果你的症状持续时间长或比较严重，就要向医生或心理健康顾问咨询。在有些情况下，这种不良情绪可以发展为产后抑郁症。这种病症在产妇中的发病率为10%。

Tips

贴心提醒

1.第一周最好拒绝探访。因为，第一周的主要任务是休息和角色转换。

2.要乐于接受丈夫、家人的帮助。

3.要学会安于现状，放弃家里井井有条的念头，不要为自己设定不合实际的目标。

4.欣赏孩子

产后最初六个星期确实是最难熬的时期，你会感到筋疲力尽，生活会变得面目全非。但是不久以后，宝宝的生活将会步入正轨，他甚至会向你报以迷人的微笑。这将令你感到温馨备至，心醉不已，你将会感到更加自信。所有的不眠之夜都获得了最有价值的回报。

3 转换角色：从孕妈妈到新妈妈

有经验的妈妈说：做了母亲的女人已没有多少时间是属于自己的了，整个脑子与潜意识里都是孩子，孩子成了生活的全部。

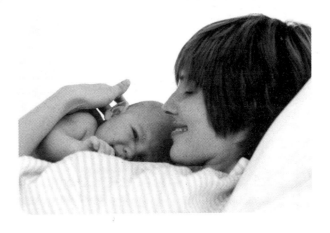

为了完成从孕妇到妈妈的角色转换，育儿专家为你开出7天指南"药方"，使初为人母的你有一个良好的开端。

第一天：吃一顿既丰盛又有营养的早餐：谷类、水果和牛奶。恢复体力是最关键的。

第二天：你处于产后恢复期，可能会有产后痛。如果你缝针了，会有较强的疼痛感，先照顾好自己。如果担心自己的健康状况，告诉医院的大夫或者护士。

第三天：今天就会下奶了。双乳会稍微变硬，有一种胀的感觉。如果把冰凉的卷心菜贴在上面就会感觉好一些，这个方法很见效。要是你的宝宝不饿，而奶水又太多，你就得自己尽可能地挤出来。

第四天：很多新妈妈这时都很伤感。因为身体的激素水平还高于正常值，使你的情绪不稳定，这很正常，再过一些日子你就会感觉好得多。但是，如果那时你还感觉情绪低落，你就要寻求帮助了，千万别自己默默地承受着。

Tips

月子生活准则

1.产后24小时之内练习行走。

2.不要长时间吹冷风。

3.上午最好发发汗。

4.室内保持在21℃～22℃，湿度保持在60%～65%。

5.与柔软的床铺相比，硬床更适合于产妇此时的身体情况。

6.保证充足的睡眠。

7.可以用加药物的热水进行坐浴。

8.分娩4周后可以进入浴池洗澡。

9.做产褥体操。

10.冬天外出时戴上口罩并包好身体，注意保暖。

11.多吃营养高的食物。

12.在家人的帮助下进行活动。

13.注意将恶露处理干净。

14.去医院接受定期检查。

15.到离家比较近的地方逛逛，换换心情。

16.不要做容易让人劳累的家务。

17.分娩6周后可以开始性生活，性生活时应注意避孕。

18.以积极的心态生活。

第五天：疲倦感随之而来了，所以当你想好好睡一觉的时候，就请你的丈夫、父母或者亲戚帮你看护一下宝宝。

第六天：这几天一直在你的卧室里休息了。你可以到其他房间或者阳台上走一走，新鲜的空气对你有好处。

第七天：不错！你已经度过了艰难的一个星期了。你需要给自己放会儿假：可以把电话线拔掉，把电视打开，然后再把双脚放在茶几上彻底地放松一下。

从现在开始，角色转换完成，你可以开始做一个完完全全的妈妈!

4 健康转折点：坐月子关系女人一生

坐月子是女性健康的一个转折点，可以说，只要懂得把握坐月子改变体质的好机会，采用正确的坐月子方法，就有机会让女人越生越健康，越生越美丽。相反的，如果不用正确的方法坐月子，就有可能"生一胎老10岁"，骨质疏松、钙质流失，甚至会提早更年期!

●我们的建议：

1.一旦生产，子宫恢复真空状态，内脏因不再受压迫而比较松垮，此时内脏有拼命的要收缩回原来样子的本能。

若能够在这个时候用正确坐月子的方法助内脏一臂之力，就有机会让内脏迅速恢复到原来的弹性、高度（也就是位置）及功能，还有可能将原来身体的症状减轻甚至是消除，进而达到脱胎换骨的目的。

2.坐月子期间错误的饮食及生活方式，会破坏全身细胞和内脏收缩回来的本能，而造成内分泌、激素严重失调以及内脏下垂，而内脏下垂是所有妇女病的根源。

坐月子虽然不能直接治疗任何症状，也不能减肥，但的确可以改善体质，让细胞及内脏重新生长，恢复活泼及弹性，原本身体上的一些疾病，也可能随之减轻或消除，同时将偏差的体型逐渐恢复成正常体型。

5 和新生宝宝一起"坐月子"

新生儿这一个月在生命的长河中是短暂的，但却是生命过程由寄生母体到独立生存的重要转折时期。爸爸妈妈在这个时期精心抚养，就能养出一个健康聪明的小宝宝。

为了给新手爸妈第一时间的帮助，育儿专家给出新生儿家庭护理要点如下（更多具体的、细节的内容参见另一本月子书《宝宝月子护理全面指导》）：

1.安静：除哺乳外，新生儿大部分时间都在睡眠，因此婴儿房间应该保持安静。但也无需刻意避免所有声音，适当的声音婴儿会适应且是听觉发展所必需的。

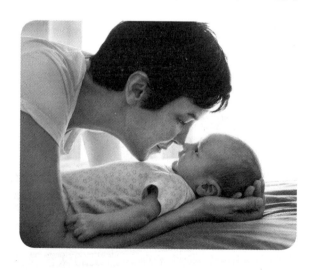

2.保温：新生儿体温调节能力较差，父母应注意婴

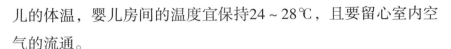

儿的体温，婴儿房间的温度宜保持24～28℃，且要留心室内空气的流通。

3.衣服：新生儿皮肤又细又嫩，所以要给新生儿柔软、宽松的衣服，旧衣服可能会更好一点，但一定要洗干净。衣服不宜扎得过紧，以防损伤皮肤。

4.换尿布：婴儿解大小便后，要马上换掉脏尿布，并用温水洗净屁股，再以棉巾轻轻拭干。

5.皮肤护理：新生儿出生24小时后即可洗澡。脐带未脱落前，不用盆浴。脐带脱落后，可盆浴。

6.脐带护理：预防脐部感染，促进其早日干燥及脱落。

7.五官护理：注意面部及外耳道口、鼻孔等处的清洁。

8.哺乳：新生儿娩出后如母体状况良好，应尽可能在产后半小时内给予母子皮肤接触，并让新生儿及早吸吮。

9.和宝宝说说笑笑：促进孩子的智力发展。

10.避免感染：护理新生儿时，要注意卫生。每次护理前均应洗手，以防手上沾污的细菌带到新生儿细嫩的皮肤上面发生感染。如护理人员患有传染性疾病或带菌者，则不能接触新生儿。如新生儿发生传染病时，必须严格隔离治疗，接触者隔离观察。

11.观察病情：每天及时了解婴儿吃奶、大小便及睡眠情况。注意体温、呼吸、心音、心率、体重等的变化。注意面容、面色、手足颜色和温度，皮肤有无化脓病灶或出血点。有无呕吐，囟门及肌张力有无异常等。

Part 2 月子妈妈、月子宝宝用品

未生儿育女的人，无法体会父母的爱心有多浓、有多痴。

这样一个粉嘟嘟的小身体，有着和自己相同的生命密码，勾起我如痴如醉的眷恋和牵肠挂肚的疼爱——这也许是母性的本能吧，但母性的确因此而伟大！

宝宝，你是那么可爱，由不得我不去爱！在身不由己的辛苦中，我收获的是无尽的满足、幸福……

在临近分娩的日子，准爸爸可以开始准备月子必须的各种用品，可别在焦急期待中无所适从。为此，下面专门介绍月子期间的日常必备用品。

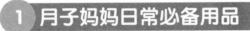

1 月子妈妈日常必备用品

下面是有经验的父母列出的月子期间日用品清单，供月子妈妈和新爸爸参考。

物品	数量	物品	数量
前面开襟的睡衣	2件	产痛减压垫	1个
棉质内裤	4件	乳头保护器	1个
哺喂母乳胸罩	1个	软底拖鞋	1双
防溢乳垫	1打	防唇裂软膏或唇油	1个
吸乳器	1个	乳头霜	1个

● 其他物品

用品	数量	备注
产褥垫	1个	坐月子使用
牙刷、牙膏	1套	
洗脸毛巾	2条	个人专用
小毛巾	2条	个人专用
束腹带	1个	帮助子宫收缩。剖宫产的妈妈,需准备束腹带来减少手术后的伤口疼痛。当然,害怕产后身材会走样的妇女,也可用束腹带或束衣裤来改善或掩饰产后的赘肉
妈妈袋	1个	外出不可缺少的好帮手
背婴袋	1个	2个月以上使用
小洗脸盆	1个	个人专用

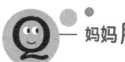
2 月子宝宝日常必备用品

养一个宝宝可不是容易的事，该准备的、该买的东西可不少，小内衣、尿片、袜子、外套、包巾等，不是三两下就能搞定的哦！

在宝宝未出生时，就得仔细做功课，买足全套用品，才能满足宝宝所有的需求，给宝宝一个舒适的窝。

下面是有经验的妈妈列出的宝宝日用品清单、内容及数量，供月子妈妈清点参考，一定要记住！

1.哺乳用品

用品	数量	备注
大奶瓶	6支	耐热、易清洗
小奶瓶	3支	耐热、易清洗
安抚奶嘴	1~2个	3个月更换一次
奶瓶奶嘴	6个	3个月更换一次
奶瓶消毒锅	1个	常清洗、保持清洁
奶瓶奶嘴刷	1副	大小尺寸各一
奶瓶夹	1个	卫生、防烫
奶粉携带盒	1个	方便、实用
奶粉	数罐（袋）	安全、营养
吸奶器	1个	手动、电动
温奶器	1个	方便快速
奶瓶保温筒	1个	可放奶瓶、开水瓶
挂链别针	1~2个	避免奶嘴掉落

2.外出用品

用品	数量	备注
安全餐椅	1台	6个月大以上使用
手推车	1台	简易型、豪华型，外出用
学步车	1台	学走路时用
婴儿摇椅	1台	安抚宝宝情绪，具坐、躺、摇动等功能
手提摇篮	1个	轻巧、方便
汽车安全座椅	1个	防止乘车意外
妈妈袋	1~2个	外出时放宝宝用品

3.玩具用品

用品	数量	备注
宝宝音乐铃	1~2个	安抚宝宝、帮助入睡
婴儿床吊挂玩具	1~2个	可爱动物造型
抓握玩具	3~5个	训练双手抓握
布偶	数个	卡通、动物造型
益智玩具	若干	帮助智能发育
身高表	1个	随时得知成长状况

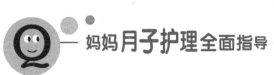
4.家居用品

用品	数量	备注
婴儿床	1张	能拆装,可使用至3岁
婴儿床护栏	1套	柔软、安全
婴儿棉被	1条	依季节不同选择质料
婴儿睡袋	1个	依季节不同选择质料
枕头	1个	吸汗,不起棉絮
床单	2件	透气、保暖
床垫	1个	不宜过于柔软
凉席	1个	夏季使用
蚊帐	1个	夏季使用,防蚊虫咬伤
防湿尿垫	2条	吸水、防渗
枕头套	2条	视需要使用

5.护理用品

用品	数量	备注
体温计	1支	测量体温
耳温计	1支	较体温计方便
冷热敷袋	1支	热敷、冰敷皆可
婴儿棉花棒	1~2盒	比大人用的更细小
凡士林	1盒	蚊虫叮咬、尿布疹

6.哺乳用品

用品	数量	备注
纱布内衣	5～6件	吸汗、透气
连身内衣	5～6件	吸汗、透气
包巾	2～3条	厚薄依季节选择更换
肚衣	2～4件	保暖
长袍	3～4件	棉质、耐穿
两用兔装	3～4件	长、短袖
围兜	2～3条	吸水、易清洗
外出服	3～4套	长袍式、两件式套装
帽子	1～2顶	透气、保暖
袜子	2～4双	保暖、宽松舒适
手套	3～4双	保暖、易清洗
鞋子	2～3双	尺寸适合
纸尿片	若干	勤于换洗、保持干爽
纸尿裤	3打	合身、透气
鞋子	2～3双	合脚、舒适
小衣架	6～12个	适合宝宝小衣服
儿童衣橱	1个	与大人衣服分开放置

7.清洁保养用品

用品	数量	备注
浴盆	1个	方便新手父母给宝宝洗澡
防滑垫	1个	安全，婴儿洗澡防滑
婴儿洗澡海绵	1~2个	柔软、不伤害肌肤
婴儿洗澡玩具	若干	几个月大时使用，增加宝宝洗澡兴趣
纱布澡巾	6条	洗澡用
纱布手帕	6条	可擦汗、当围巾使用
婴儿洗发精	1瓶	温和、不刺激眼睛
婴儿沐浴乳	1瓶	清洁身体
婴儿香皂	1块	清洁身体
柔湿巾	2~3盒	方便、卫生
婴儿爽身粉	1罐	预防皮肤疹、尿布疹
婴儿润肤乳	1瓶	滋润干燥肌肤
婴儿指甲剪	1个	宝宝专用，用后清洗干净
大浴巾	1~2条	擦身用
小毛巾	1~2条	洗脸用
吸涕器	1个	清除鼻涕，清洁鼻孔内杂物
喂药滴管	1个	生病喂药时使用
宝宝便器	1个	方便训练宝宝排便

3 家用电器让月子更舒心

家电是家中不可缺少的必备物品，利用空调机等家电设备使妈妈和宝宝生活环境更舒适，利用数字相机、家用摄影机等家电设备，记录妈妈、爸爸与宝宝的快乐生活，留下美好的记忆，自然是人生一大乐事！

1.空气清净机

目前，相当一部分出生的宝宝是过敏儿，尤其是异位性皮肤炎、气喘、过敏性鼻炎都有可能在婴幼儿时期就发生，不但孩子身体饱受痛苦，影响心理发展，父母更是身心俱疲，亲子关系也受到考验。要

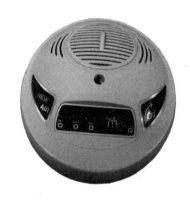

让家中的空气清新，最有效的方法就是使用空气清净机。因此，有条件的家庭，可以购置空气清净机。

空气清净机的基本构造为滤网加风扇，原理是利用风扇将空气吸入通过滤网，此时污浊物质会附着于滤网上，出风时的空气即为干净的空气。

2.冷暖空调机

对新生宝宝而言，妈妈肚子里的温度是再舒服不过了，冬暖夏凉且又可在羊水内任意摆动，而外面的世界则是一个充满各种变量的复杂环境，忽冷忽热，吵杂而又缺乏安全感，让宝宝出生后就忙于应付环境中的各种变化。选择空调来调整宝宝的居住环境，是现代父母最常用的一种方式。

3.除湿机

对生活在潮湿地区的产妇和宝宝（例如，长江流域；华南地区等）来说，空气湿度大给人不舒服的感觉。当空气湿度超过70％时，用除湿机除湿，使湿度降到60％～65％，会让全家人都感觉到舒适。

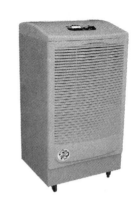

4.洗衣机

现在，一般家庭都备有洗衣机。但，我们要提醒你的是，最好准备一个单独给宝宝的小洗衣机。

5.数码相机

宝宝从出生开始的成长过程，有许多可爱的样子和表情，如果有一台数码相机，随手就能把宝宝可爱的样子拍下来，无论当作计算机屏幕桌面或者洗成照片都方便，还可随时将宝宝的成长纪录传给别人，让大家分享你的喜悦。

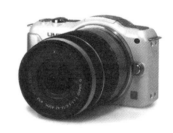

6.家用摄影机

家中拥有一个相机还不够，必须拥有摄影机才能时时刻刻做纪录，孩子无论动态、静态都可爱。将在家中、在户外的有趣事存起来，不要让时光偷偷溜走了。

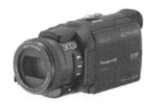

Part 3 月子妈妈关注产后九件事

我们将月子期间月子妈妈主要应关注的几件事，先告诉你，通过这些简简单单的言语传达这样一个信息：坐月子其实并不复杂。下面的章节只是提醒你在展开月子护理方面要注意的细节和问题。

1 第一件事：恶露

无论自然产还是剖宫产，产妇要注意恶露的量，如有阴道大量出血不止或有鲜红色血液、棉垫在不到2小时内就湿透、来不及更换的现象时（正常为2~4小时），要及时通知护士。

一般来讲，恶露10天内会从暗红色变淡黄色，4~6星期会停止。若超过3星期还有暗红色的分泌物，一定要看医生。

2 第二件事：小便

自然产产后因头晕或虚弱会造成昏倒，因此小便上卫生间最好有人陪同。如果自行前往，浴厕内最好有紧急拉铃，如有任何不适请拉铃，护士会立刻前往协助。产后6小时若未解小便，请到厕所解解看，如果解不出，则通知护士帮忙处理。

剖宫产孕妇开完刀24小时内，均有导尿管装置，会自行导尿。约在第二、三天拔除导尿管后，要自行到厕所小便，起来走动可以增加肠胃蠕动以利排气。若实在无法下床时，可以用便盆在床上小便。

3 第三件事：食物

自然产孕妇，产后送回病房即可进食。产后4天内勿服食人参和酒，其他食物并无禁忌，如稀饭、面、蛋都可。第一餐以少量为宜，如没有任何不适，则第二餐就可以正常饮食，水或牛奶、果汁、水果都可以食用。若想要喂母奶，则可多吃花生炖猪脚或蚝。

剖宫产产妇，必须等到排气后才可进食，一般是在第二天或第三天。未进食之前可饮少量温水润喉，每次约50~100毫升为宜。若第二天未排气，则应多下床活动，一旦排气即可正常饮食。第一餐以清淡为宜，如稀饭、面食、热汤，少量为主。若无任何肠胃不适，则可在下一餐食用正常量。如要喂母奶，也是可多食用生蚝、蚵、猪脚炖花生，及喝足够白开水。

4 第四件事：子宫收缩

在生产完后，腹部、肚脐下方可以摸到一硬团，此处即为子宫。产妇在病房，多在下腹部做环形按摩，可以增加子宫收缩，以避免产后大出血。也可服用子宫收缩剂。

5 第五件事：伤口处理

　　自然产孕妇的会阴伤口也有2～3天的疼痛，此时每次如厕完毕，必须用1：5000高锰酸钾水溶液冲洗，以免发炎、感染。同时每天早上护士会到病房做会阴冲洗，并检视伤口。

　　剖宫产的伤口大多在第三或第四天换药，第六至第十天拆线。一般而言，这是清洁伤口，不太会感染，不需要每天换药。产妇只要保持伤口干燥，不要沾到水，直至拆线即可。

6 第六件事：喂母奶

　　产妇约在第1～4天左右会奶胀，此时即可以哺喂母乳。

　　喂奶之前必须把乳头清洗干净。用清水洗净双手，以食指、中指夹住奶头，挤出一些奶水送入婴

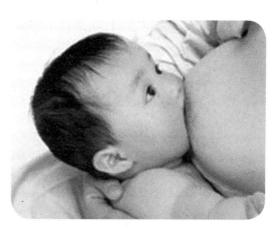

儿口中，帮助婴儿找到正常的位置。每个乳房各喂食10分钟。

7 第七件事：出生证明

　　婴儿出生后，即可备妥父母二人的身份证或户口薄到医院办理出生证明。同时，持出生证明及有关证件到当地派出所、妇幼保健所等机构办理宝宝户口和宝宝计划免疫手册。

8 第八件事：新生儿筛检

出生婴儿必须在48小时以内做新生儿疾病的筛检，包括先天性甲状腺低能症、苯丙酮酸尿症、胱氨酸尿症、半乳糖血症、蚕豆病。

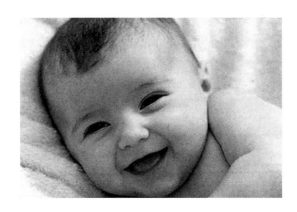

家属可在婴儿一出生即给予孩子做上述五项之筛检。若想知婴儿血型，可以顺便检验血型。

9 第九件事：新生儿黄疸

婴儿黄疸大多在出生后3～7天出现，且达最高点。出院后，家属在家里应在亮光之下，观察婴儿肤色或眼睛（眼白部分），如果发现很黄，则应再带回送院，检验黄疸，以保安全。

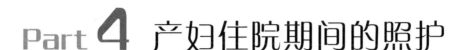
Part 4 产妇住院期间的照护

　　虽然产后住院期间有专业的医生、护理人员提供产妇舒适而安全的照顾，但是如果妈妈们能够了解自己的生理状况，掌握一些自我照顾或配合医护人员的小技巧，就可以省去许多医疗人力，同时也能让产后调理的品质更好！

　　生产的过程几乎耗尽孕妇身体所有的能量，加上随之而来的生理改变，使得疲劳而虚弱的妈妈需要更细心的调养才能恢复原气。由于产后的调养是从分娩后的那一刻就开始，因此，住院期间的生理照顾便显得格外重要。

1 细心照护自然产产妇

　　产后的生理变化有很多，在自然产方面，需要给予特别照顾的有恶露、排便、感染、胀奶、产后痛与下床晕眩等。

1.恶露

　　产后从阴道内排出的液体称为恶露(产露)，它由胎盘的内膜组织组成，属于产后正常的现象，约持续4~6周。因时间的不同，恶露的量和成分也会改变，医护人员往往是观察恶露的性质、气味、量及持续时间，来了解子宫复原情况及产妇有无感染。如果血性恶露持续2周以上、量多或恶露持续时间长且为脓性、有臭味，就是子宫腔内受到感染；如果伴有大量出血，子宫大而软，则显示子宫可能恢复不良。此外，恶露量也会因为用力、喂哺母乳或是服用大量的生化汤而增加，甚至造

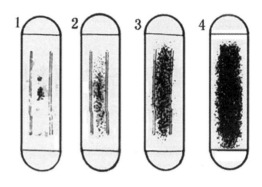

1.正常　2.白恶露
3.浆性恶露　4.血性恶露

成大出血情况。万一产妇有恶露量太多(半个小时浸湿2片卫生垫)、血块太大或血流不止等状况，就必须告诉医护人员，以免发生危险。正常的恶露排出大致分为三个阶段：

(1)血性恶露：产后1～3天出现，量多、色鲜红，含有大量血液、黏液及坏死的内膜组织，有血腥味。

(2)浆性恶露：产后4～10天出现，随着子宫内膜的修复，出血量逐渐减少，颜色转为暗红色与棕红之间，子宫颈黏液相对增多，且含坏死蜕膜组织及阴道分泌物和细菌、无味。

(3)白恶露：产后1～2星期，恶露转变为白色或淡黄色，量更少，早晨的排出量较晚上多，一般持续3周左右停止。

● 护理提案：

(1)用环形按摩腹部子宫位置，让恶露能够顺利排出。

(2)大小便后用温水冲洗会阴，擦拭时务必记住由前往后擦拭或直接按压拭干，勿来回擦拭。

(3)冲洗时水流不可太强或过于用力冲洗，否则会造成保护

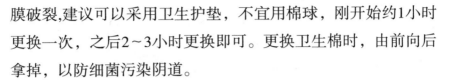

膜破裂,建议可以采用卫生护垫，不宜用棉球，刚开始约1小时更换一次，之后2~3小时更换即可。更换卫生棉时，由前向后拿掉，以防细菌污染阴道。

(4)手不要直接碰触会阴部位，以免感染。

(5)食用猪肝、甜点均有助排出恶露。

2.排尿

正常情况下，产妇在分娩后2~4小时会排尿。另外，由于利尿作用，在产后12~24小时排尿会大为增加。如果4小时后仍没有排尿，就必须请医护人员协助解决，因为尿液滞留会提高泌尿道感染的机会，且胀满的膀胱也可能使子宫移位，影响子宫收缩，甚至造成子宫出血。产后排尿不顺的原因主要有两种：一是因为膀胱、尿道因生产而受伤、水肿，产妇无法感觉膀胱满了；另一个原因则是会阴伤口疼痛及腹内压减少，造成产后小便困难或解不干净的感觉。

● 护理提案：

(1)为了刺激排尿以及避免使用导尿管，应该每15~20分钟收缩和放松骨盆肌肉5次。

(2)下床排尿前，要先吃点东西才能恢复体力，以免昏倒在厕所。

(3)上厕所的时间如果较长，站起来的时候动作要慢，不要突然站起来。

(4)如果使用导尿管，产褥垫要经常更换，约3~4小时更换一次，同时清洗会阴部。

(5)多喝水，多吃蔬菜水果、高纤维食物。

3.排便

妈 妈 们 应 该
在产后2～3天内排
便，但是由于黄体
素影响肠肌松弛，
或 是 腹 内 压 力 减
小，很多人产后第

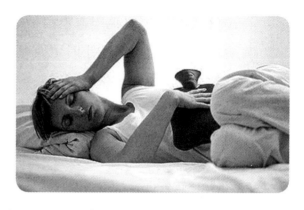

一次排便的时间往往会延后，尤其是因为准备分娩而没有正常
饮食时，更容易造成排便不顺。

● **护理提案:**

(1)为了避免排便时用力过度，应该多喝水、多吃新鲜水果，有条件的话，吃全麦或糙米食品。

(2)常下床行走可帮助肠胃蠕动，促进排便。

(3)避免忍便，或延迟排便的时间，以免导致便秘。

(4)避免咖啡、茶、辣椒、酒等刺激性食物。

(5)避免油腻的食物。

(6)如果有便秘情况，可按医生指示使用口服轻泻剂或软便剂。

(7)排便之后，使用清水由前往后清洗干净。

4.感染

产后感染的原因除了母体因产前贫血、营养不良或先天体质虚弱等因素外，主要还是因为在生产过程当中，产道、会阴伤口受到感染以及失血所导致，也有可能因为泌尿道或乳腺发炎等，非生产直接造成的发烧感染。如果是会阴、阴道感染，患者除了会发冷或发热之外，患部会有红肿、热痛，会阴缝合处可能出现脓性分泌物。如果是子宫内膜炎，患者除了会有子宫压迫所造成之疼痛感外，还会持续出现血性恶露和分泌物。如果是骨盆腔、蜂窝组织炎，病人除了在会阴与阴道会有压痛外，阴道内侧有肿块，子宫会因附近的韧带、组织发炎、肿胀；产妇若有乳腺炎，会产生胀奶、发烧的情况；如果产妇感染泌尿道炎、肾盂肾炎，常会因为伤口疼痛而不敢小便而引起小便疼痛、频尿、血尿等不适。

● 护理提案：

(1)注意伤口清洁，清洗会阴部时，可以在水中加碘。

(2)常下床行走可帮助肠胃蠕动，促进排便。

(3)产后24小时后即可以用热水坐浴，帮助血液循环。方法是准备一个洗澡盆，放半盆水，坐泡在水中，每天3～4次，一次约10～15分钟，泡至伤口愈合为止；浸泡前后要先清洗会阴。

(4)如果有感染的话，要以淋浴的方式洗澡。

(5)有尿意就立刻排出，以免憋尿加重感染。

5.胀奶

从怀孕五六个月开始，孕妇的乳腺细胞已完成增生，许多孕妇的乳头上开始出现乳痂，那是乳汁溢出残留在乳头上的结果。产妇会在产后第三天左右开始分泌乳汁，乳房在分泌乳汁之前，会比较肿胀饱满而有沉重下垂的感觉，如果婴儿吸吮乳头或乳房稍加挤压，乳汁即会流出，如果一开始就喂哺母乳，很少会有胀奶的情况。但是如果宝宝不喝母乳或吸得不够，妈妈就会有胀奶的困扰。

● 护理提案：

(1)如果胀奶严重，乳头变硬，每次喂奶前应先热敷、按摩乳头，挤出一些奶水，使乳晕周围较柔软，方便宝宝吸吮。

(2)宝宝如果喝奶情况不理想，那是因为妈妈喂哺的姿势不当，应该让他含住整个乳晕，而不是只有乳头的部分。

(3)如果喂哺母乳后，仍感觉乳房胀痛，非常不适，可以使用挤奶器挤出剩余的乳汁，防止过度肿胀。

(4)在两餐喂奶间隔时间，可以用冷敷或冰敷来减轻疼痛。

(5)如果无法直接喂哺宝宝，应该将奶水挤出，维持泌乳功能。

(6)如果发现有乳头破皮或起水泡，可在伤口涂抹乳汁，保持干燥并调整喂乳姿势，以免再受伤；如破皮严重，可停喂一两餐，但要挤出乳汁。

(7)如果宝宝吃得较频繁且又暂时不在身边，挤奶的次数就要更多，才不会胀奶，挤奶的间隔时间最好不要超过4小时。

(8)要退奶的产妇应少吃鱼、汤汁，减少水分摄取，并可穿紧一点的胸罩，以免胀奶。

(9)如果因故不能母乳喂养，须咨询医生，一切依从医生的嘱咐。

6.产后痛

生产后第一天子宫维持在脐部高度，然后每天下降一横指，10～14天子宫会回复到骨盆内的位置，4～6星期回复到正常体积。产后腹部会发生像抽筋般地疼痛(尤其是喂哺宝宝母乳的时候)，可能是"产后痛"，这是因为子宫在收缩，为了使子宫能正常下降到骨盆内所引起的。经产妇比初产妇更容易有产后痛，子宫被过度膨胀,如羊水过多、多胞胎等也会加重产后痛，喂哺母乳者因婴儿吸吮会使体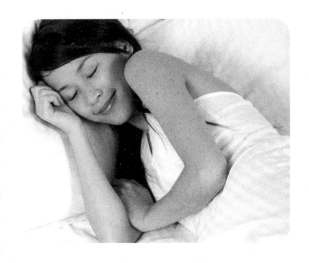
内释出催产素，刺激子宫收缩加重产后痛，不过4～7天后这种疼痛会自然消失。

● 护理提案：

(1)目前产妇住院期间所开的药物，大多已包括子宫收缩剂在内，因此，不宜同时服用生化汤，免得子宫收缩过强造成产后痛。

(2)采用侧睡，避免长时间站立或久坐，以减少该部位的疼痛，坐时臀部垫个坐垫也会有帮助。

(3)如果是自然分娩，可以在肚脐下方触摸到一个硬块，这就是子宫。最好在产后10天内，用手掌稍微施力作环形按摩，一直到感觉该部位变硬即可，如果子宫收缩、疼痛厉害时，应暂时停止按摩，用俯卧姿势来减轻疼痛。

(4)若是仍然感觉疼痛不舒服，影响到休息及睡眠，应通知医护人员。

(5)必要时可以用温和的镇静剂止痛。

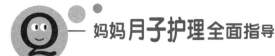

7.下床晕眩

刚生完产应该尽量卧床休息，除了极少数初产妇，可能会因为产道严重裂伤而必须卧床24小时外，自然生产的妈妈在产后即可下床活动，但要注意安全。剖宫产产妇在手术后隔天即可下床，但要使用腹带，避免伤口疼痛，且身边要有人陪伴。

● **护理提案：**

(1)为安全起见，产妇第一次下床，应有家属或护理人员陪伴协助，下床前先在床头坐5分钟，确定没有不舒服再起身。

(2)下床排便前，要先吃点东西才能恢复体力，以免昏倒在厕所。

(3)上厕所的时间如果较久，站起来动作要慢，不要突然站起来。

(4)万一产妇有头晕现象，要让她立刻坐下来，把头向前放低，在原地休息。

(5)给产妇喝点热水，观察她的脸色，等到血色恢复了，再移动回到床上。

(6)厕所内要安装紧急呼唤灯或铃声，如果有情况要立刻通知医护人员。

② 细心照护剖宫产产妇

剖宫产与自然产的生理变化大致相同，但是因为有伤口的缘故，会有更多的不便，产妇除了排尿、排气与伤口等需要特别的照顾，其他的生理护理都与自然产相同。

1.排尿

产后最初几天产妇的尿量会增加，导尿管通常需留置1~2天，或等到点滴拔除后1~2小时移除导尿管，拔除导尿管后，产妇一般可在4~8小时内自己解小便。

● 护理提案：

(1)尿袋不可上提超过腹部(膀胱位置)或放置在地上。

(2)摄取足够水分，避免尿液颜色深黄。

(3)避免拉扯导尿管，产生血尿。

(4)避免压折或扭转尿管，造成尿路不通。

(5)尿管应放置于膝盖下方，不可高过膀胱。

(6)如有任何不适(如膀胱胀、血尿、疼痛)，应立即通知医护人员。

(7)导尿管要等到产妇慢慢练习起床、站立、走路之后才能拔除。

(8)每3~4小时要排尿一次，并注意排尿时是否有灼热或刺痛的感觉，以防尿道感染。

2.进食

剖宫产都会接受麻醉，排气代表肠子已恢复蠕动。一般建议等到排气之后再进食，但是有些医生认为剖宫产手术没有动到肠道，排气前进食反而可以促进肠胃蠕动。排气后可先喝一些水，一小时过后，如果没有发生呕吐，即可拔除点滴。

● 护理提案：

(1)手术后，若产妇觉得口干，可用棉签沾水润唇，并按医生指导喝水。

(2)如果没有不适情况，先食用流质食物，如鱼汤和果汁，再采取半流质，最后才可以进软质或固体食物。

(3)空腹不可吃水果。

(4)不要吃容易产气的食物，如蛋、豆类食物。

(5)易发酵的食物也不要吃，以免胀气。

3.伤口

剖宫产的伤口在肚脐下10厘米左右，愈合约需一周，因为伤口较大，发生感染的几率也相对提高。另外，肥胖的产妇由于皮下脂肪较厚，也容易发生伤口感染。

护理剖宫产伤口时必须遵循两个原则：一是保持干爽；二是在手术隔天视情况换药，但是不可天天换，以免伤口刚愈合又撕裂。由于伤口会疼痛，要特别注意翻身的技巧。

● 护理提案：

(1)第一周内不可沾冷水，如果要洗澡，必须贴上防水胶布，或采用擦澡的方式。

(2)伤口一周内不可将伤口弄湿，并视情况换药，若有渗湿或出血应马上通知护理人员。

(3)伤口疼痛可视情况给予止痛药。

(4)用束腹带固定伤口部位，在咳嗽、笑的时候，用手帮助固定伤口。下床时用手脚的力量将身体移到床边，然后请家人帮忙摇高床头，侧身扶住床缘，先放下一只脚，再放另一只脚，之后坐5分钟再下床，家属应在旁适时扶助。

(5)翻身的时候，用一手扶住伤口，另一手抓住床边扶拦，利用手部力量翻身(而不是肚子的力量)。

(6)不要因为伤口疼痛，而不愿意动。

3 产妇住院期间的调养

产后越早开始调养身体，越能帮助恢复体力。以下几条原则，无论是自然产或剖宫产妈妈都不可不知：

1.充足的休息和睡眠，有利于身体复原。

2.摄取足够的营养，补充足够的水分，如牛奶、汤类等。

3.要注意外阴部的清洁，勤换卫生垫。

4.每天必须沐浴(不宜盆浴)，以维持皮肤正常的排泄功能。

5.产后住院期间不要空腹吃水果，否则容易胃痛。

6.自然产产妇应经常以冲洗器冲净会阴伤口，每天温水坐浴一次，每次10～15分钟(盆中盛8分满的温水，加优碘药水2～3瓶盖)。

7.产后1周内禁食麻油、酒、人参，以免影响子宫收缩。

4 产妇住院期间的生理检查

1.检查血压、体温是否正常。

2.检查子宫的位置，以确定收缩良好。

3.检查恶露的量。

4.检查伤口有无红肿、硬块。

5.观察排便或排尿记录。

6.观察乳汁分泌情况。

7.检查有无痔疮。

5 新妈咪出院后的生活指南

终于迎来了这个小小人，新的共同生活开始了。也许尿布脏了、也许肚子饿了，婴儿一旦不舒服，马上就啼哭起来。不管怎么说，生活规律打乱了，做妈妈的常常感到很疲劳。这时候要请丈夫帮忙，在等待身体复原过程中，渐渐地恢复正常生活秩序。

婴儿也好，家里人也好，在一个房檐下生活，要达到相互适应，还需一段时间。做妈妈的精神不安是共同生活的大敌，所以必须珍惜时间好好休养，尽量安排好时间，白天婴儿睡觉的时候自己也睡一会儿，以保证睡眠充足。

贴心提醒

Tips

1.产后做家务应从第3周以后开始，在这之前让家里其他人干。如果是小家庭，丈夫又很忙时，下决心请保姆也是一种好办法，当然也可以请亲朋好友帮助。

2.产后要充分摄取营养、控制饮酒和吸烟，以便身体复原和哺乳需要。

3.在这个阶段长时间步行及乘车，都是造成子宫下垂的原因，所以外出尽量控制在短时间内。

4.产后，皮肤可能出现生理性障碍，如出现斑点、雀斑，头发也容易脱落。这些都是因为卵巢激素减少的原因，此时应多摄取维生素A、B族维生素、维生素C、碘、钙、矿物质等。按摩头皮也可预防脱落和头发蓬乱。

●我们的建议：

1.出院后直到产后第2周，以在床上休息为主。最初的第1周可躺躺、起起，适度下床。从第2周的后半周开始，起床的时间长一点。第3周开始下床，逐渐使身体恢复以前的习惯。

产后1个月后才能外出，但不能去很远的地方，从到附近买东西开始，再渐渐走远。6周过后，就可以骑自行车或开车，也可以带婴儿一起散步了。四处参观、步行观光这样的旅行及海外旅行，至少要在出院2个月以后。

2.每次大小便后，从阴部由前往后冲洗会阴部，再用卫生纸将会阴周围的水吸干，随时保持会阴部清洁，以免受细菌感染。

3.产后3天可以开始淋浴，恶露消失以后得到医生许可也可以盆浴。要注意室内温度和保持空气流通，洗澡后要立即擦干身体，头发也要立即吹干以免受寒。

4.第7天后可逐渐从事日常轻微的工作，但要避免过度疲劳及提重物。

5.为促进身体的复原和乳汁分泌，产妇要多摄取高蛋白食物，如鱼类、肉类、蛋、蔬菜及水果。也要多喝开水，以补充足够的水分和减少便秘的机会。

6.发烧38℃以上、乳房出现红肿现象、突发性的大量出血、恶露出现恶臭味、会阴部伤口越来越痛、剖宫产伤口化脓时，应立即到医院检查。

7.产后6星期应回医院接受产后检查，以了解身体及其他部位是否已恢复正常。

8.产后6星期，身体状况已恢复，且无不适，可过性生活。

Part 5 剖宫产护理与保健

　　剖宫产相对于顺产来说，剖宫产产妇的恢复过程会比较慢些。剖宫产后，产妇需要调理的不仅是身体，还有心理。特别是当麻醉药的效用过后，刀口的疼痛开始慢慢袭来，更是需要产妇去忍受，以便及早进入新妈妈的状态。

　　另外，剖宫产术后会有一些常见的并发症，如发热、子宫出血、尿潴留、肠粘连、远期后遗症有慢性输卵管炎、宫外孕、子宫内膜异位症等。预防并发症一方面靠医生，另一方面需要产妇的配合，所以剖宫产后加强自我保健与护理，对于产妇能够顺利康复是很重要的。

　　剖宫产与顺产同样需要的基本保健与护理知识这里就不再赘述了，下面为产妇介绍一下剖宫产产妇需要的特殊的保健与护理知识。

1 术后生活指南

　　近年来，许多孕妇认为剖宫产无分娩的痛苦，而且，新生儿不经阴道挤压，不会遭遇难产危险，有利于以后婴儿的智力发育和健康，因此片面地认为剖宫产比阴道产分娩好，其实，这种想法是片面的。

剖宫产是指经腹壁切开子宫将婴儿取出。与正常分娩相比，产妇机体发生了明显变化：子宫受到创伤，影响了子宫正常收缩；手术中失血，使血中催产素含量降低，影响了子宫恢复；术后禁食，体虚活动少，致使子宫入盆延迟，恶露持续时间延长；术中创伤，产妇精神疲惫，脑垂体分泌催乳素不足，影响乳汁正常分泌等。由此可见，剖宫产后确须加强护理，以保母婴平安。

　　1.产后6小时以内：

　　躺着的姿势：术后回到病房的产妇需要头偏向一侧、去枕平卧。

　　腹部放置沙袋：有时护士会在产妇的腹部放置一个沙袋，这样做是为了减少腹部伤口的渗血。

贴心提醒

Tips

　　1.剖宫生产的妈咪，毋须自己清洗刀口，在产后2或3天，医生会替产妇检查伤口，同时护士亦会替产妇清洗伤口。约在产后6或7天，回医院拆线后，伤口表面大致复原。

　　2.手术后，产妇会感到腹部伤口疼痛，这是正常的。如果疼痛难忍，就要请医生检查。

　　3.术后，阴道流血量不应超过月经量，过量者应报告医生，及时查找原因，进行治疗，以免失血过多。

　　4.感冒咳嗽可影响伤口愈口，剧咳甚至可造成切口撕裂。已患感冒的产妇应及时服用药物治疗。

　　5.确保腹部切口及会阴部清洁，发痒时不要搔抓，更不要用不洁净的物品擦洗。

及时哺乳：宝宝饿了，护士会把他抱给妈妈，妈妈一定要将这最珍贵的初乳喂给宝宝。宝宝的吸吮还可以促进子宫收缩，减少子宫出血，使伤口尽快复原。

禁食：在术后6小时内应当禁食。这是因为手术容易使肠子受刺激而使肠道功能受到抑制，肠蠕动减慢，肠腔内有积气，因此，术后会有腹胀感。

2.产后第一天（6小时以后）

躺着的姿势：产妇产后平卧6小时以后就可以枕枕头了，这时最好采用侧卧位，可以将被子或毯子垫在背后，使身体和床成20°～30°度角，这样会觉得舒服一些。

止痛的办法：麻药药效过了以后，大多数产妇会感觉腹部伤口疼痛，这时可以请医生开些处方药，或者可以使用阵痛泵缓解痛苦。

尽快进食：剖宫产6小时后可以饮用一些排气类的汤，如萝卜汤等，以增强肠蠕动，促进排气，减少肚胀，同时也可以补充适量的水分。但是，一些容易发酵产气多的食物，如糖类、黄豆、豆浆、淀粉类食物，应该少吃或不吃，以防腹胀更加严重。

尽早活动：此时特别需要注意保暖以及各种管道的畅通情况；勤换卫生巾，保持清洁；腹部的沙袋需放置8小时；12小时后，产妇在家人或护士的帮助下可以改变体位，翻翻身、动动腿。术后知觉恢复后，就应该进行肢体活动，24小时后应该练习翻身、坐起，并下床慢慢活动，条件允许还应该下地走一走，运动能够促进血液循环，使伤口愈合更加迅速，并能增强胃肠蠕动，尽早排气，还可预防肠 连及血栓形成而引起其他部位的栓塞。

3.产后第一个星期

大量饮水：产后的三到五天内，产妇的身体还是很虚弱。伤口仍然疼痛，产妇还会有便秘和肿胀的感觉，这是麻醉所引起的，因此大量饮水是非常必要的。最好引用热茶和不低于室内温度的水，这些都能促进肠子的蠕动。

及时排便：剖宫产后，由于疼痛致使腹部不敢用力，大小便不能及时排泄，容易造成尿潴留和大便秘结。因此更应该按正常的作息，养成习惯，及时大小便。

请家人都来帮忙：剖宫产的妈妈一般是5～7天出院。在出院之前，新妈妈需要找好能够帮助她共同分担家务劳动、做饭和带孩子的帮手。

饮食：当产妇排气后，饮食可由流质改为半流质，食物宜富有营养且容易消化。可以选择蛋汤、烂粥、面条等，然后依产妇体质，饮食再逐渐恢复到正常。这个阶段千万不要急于喝一些油腻的下奶汤，如鸡汤、肉汤等。

4.分娩后两个月内

不要负重：这个时候，新妈妈不要提举任何比自己的宝宝更重的东西，而随着宝宝在一天天地长高、增重，新妈妈的力量也在逐渐增强。分娩两个月左右可以尝试走楼梯了，一天之中上、下一层楼足够了，刚开始的时候甚至要比这个运动量还要小。

不要自己开车：在产后的头两、三个星期不要自己开车。

Tips

贴心提醒

　　1.如果伤口发生红、肿、热、痛，不可自己随意挤压敷贴，应该及时就医，以免伤口感染不愈。

　　2.如果做过全身麻醉，则需要深呼吸并咳嗽，以清除肺部的分泌物。因为咳嗽会使腹部伤口产生疼痛感，这时可以用手按住伤口。

踩离合器、刹车和油门此时对新妈妈来说还是一件费劲的事情，在遇到紧急情况的时候，很可能不能作出迅速的反应。

锻炼：可以开始做一些运动骨盆的体操了，这是非常简单但效果很好的练习。妈妈们先尝试收缩阴道的肌肉，然后尝试着上提阴道，数到第十下的时候，再放松。

2 术后饮食要求

剖宫产的产妇对营养的要求比自然产的产妇更高。手术中所需要的麻醉、开腹等治疗手段，对身体本身就是一次打击，因此，剖宫产的产妇在产后恢复会比自然分娩者慢些。

剖宫产后因有伤口，同时产后腹内压突然减轻，腹肌松弛、肠子蠕动缓慢，易有便秘倾向，所以，剖宫产后饮食的安排与自然产应有差别。

1.剖宫产后第1周饮食安排

剖宫产后第1周饮食原则：以清除恶露、促进伤口愈合为主。

剖宫产术后约24小时，胃肠功能才可恢复，待胃肠功能恢复后，给予流食1天，如蛋汤、米汤，忌食牛奶、豆浆、大量蔗糖等胀气食物。肠道气体排通后，改用半流质食物1~2天，如稀粥、汤面、馄饨等，然后再转为普通饮食。

(1)最初可以鸡汤、肉汤、鱼汤等汤水类进补，但是不可加酒。(务必把汤面上的肥腻油脂撇去)

(2)猪肝有助排恶露及补血，是剖宫产产妇最好的固体食物选择。

(3)甜点也可以帮助排除恶露。

(4)子宫收缩不佳的产妇，可以服用酪梨油，帮助平滑肌收缩、改善便秘。

(5)鱼、维生素C有助伤口愈合。

(6)因失血较多，产妇宜多吃含铁质食物补血。

(7)药膳食补可添加黄芪、枸杞、红枣等中药。

● 四点不宜：

(1)术后24小时内禁食蛋类及牛奶，以避免胀气。

(2)避免油腻的食物。

(3)避免吃深色素的食物，以免疤痕颜色加深。

(4)避免咖啡、茶、辣椒、酒等刺激性食物。

2.剖宫产后第2周饮食安排

剖宫产后第二周饮食原则：以防治腰酸背痛为主。

收缩子宫与骨盆腔，着重腰骨复原、骨盆腔复旧，促进新陈代谢，预防腰酸背痛，也是产后瘦身的主轴，主要增强骨质和腰肾的功能，恢复骨盆。食物部分与剖宫产后第一周相同。

3.剖宫产后第3～4周饮食安排

剖宫产后第3～4周饮食原则：滋补调养。

剖宫产后第3～4周，产妇可以开始进补，补充营养、调养体力，补血、理气，预防老化，帮助女性恢复肌肤的光滑与弹性。经过第一周的"排泄"及第二周的"收缩"后，第三周起可以开始吃调理产后体力最佳的调养品和进行催奶。

(1)膳食可开始使用酒。

(2)食物部分与第一周相同，可以增加一些热量，食用鸡肉、排骨、猪脚等。

(3)口渴时，可以喝红茶、葡萄酒、鱼汤。

(4)药膳食补可使用四物汤、八珍汤、十全大补汤。

4.剖宫产后饮食禁忌

(1)尽量不吃反季节的蔬菜水果，因为反季节的蔬果营养含量比当季的要差一些，另外也避免因反季节的蔬果含有催熟剂等东西，经由哺乳影响宝宝健康。

(2)哺乳的妈妈注意：韭菜、麦芽(包括含麦芽的食物，如巧克力)等食物有回奶的作用，最好不要吃。使宝宝过敏的食物，如橙子、洋葱等会引起宝宝拉肚子、胀气，另外，妈妈还要多观察宝宝皮肤上是否出现红疹，避免吃后会造成宝宝过敏的食物。

(3)坐月子期间，产妇尽量控制盐的摄入，如咸菜、梅干等腌制类的东西少吃，以免出现产后水肿。

(4)剖宫产后饮食上所有食物和饮料，最好都要吃得温热，包括水果，建议用热开水温一下再吃。

3 术后滋补食谱

1.萝卜汤

原料：萝卜300克，筒子骨400克。

调料：盐1克，姜2克。

● 制作方法：

(1)将萝卜去外皮，切成块状；筒子骨洗净剁碎后放入开水中汆去血水；姜切成片。

(2)将上述原料先放入锅内过熟后，倒入煲锅中。先用大火煮半小时，后转文火慢熬1小时。

(3)只取汤喝，不吃渣子。

功效：剖宫产术后6小时内禁食，6小时后宜服用一些排气类食物(如萝卜汤等)。萝卜汤具有增强肠胃蠕动、促进排气、减少腹胀并使大小便通畅的作用。

2.木瓜鳅鱼汤

原料：木瓜1个，牛鳅鱼2条(约600克)，生姜15克，杏仁5克，蜜枣8枚，猪油、精盐各少许。

● 制作方法：

(1)将木瓜刮去外皮，去核，用清水洗净，切成厚块；牛鳅鱼去鳞、鳃、内脏，洗净；杏仁、蜜枣分别洗净。

(2)锅置火上，加入猪油烧热，放入牛鳅鱼煎香至透，盛出。

(3)煲置火上，加入适量清水煮沸，放入姜片、牛鳅鱼、杏仁、蜜枣，加盖，用文火煲1小时，然后放入木瓜，再煲30分钟，加入少许精盐，即可食用。

功效：此汤具有补虚、通乳的作用。是我国民间传统的催乳验方，专治妇女产后乳汁缺乏等症。

3.炒腰子

原料：

新鲜猪腰1副、爆好的老姜、麻油、米酒水适量。

老姜：连皮一起切片，要厚薄一致，才不会爆黑，用量则依产后体重每10公斤用60克。

麻油：依体重每10公斤摄取6毫升。

米酒、米酒水适量

● **制作方法**：

(1)新鲜的猪腰，每天1副，用米酒擦干后切开成净的腰子在表面斜切裂口后，再切成约3厘米宽的小片。

(2)老姜先用麻油炒香，使其成浅褐色，放在锅边待用，水煮开，马上将火关上趁热吃。加少量盐或不加盐。

功效：帮助子宫收缩，促进新陈代谢

4 术后自我护理

剖宫分娩的产妇不仅要经历子宫伤口的恢复过程，也需要经历产后身体各系统复原的过程。因此，剖宫产后必须加强护理，以保母婴平安。

●我们的建议：

1.剖宫产术后，麻醉药的作用逐渐消失，腹部伤口的痛觉开始恢复，一般在术后数小时，伤口开始剧烈疼痛。一般来讲，伤口疼痛在3天后便会自行消失。

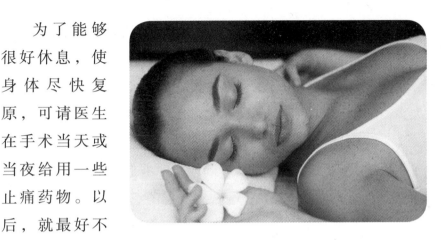

为了能够很好休息，使身体尽快复原，可请医生在手术当天或当夜给用一些止痛药物。以后，就最好不要再使用药物止痛了，以免影响肠蠕动功能的恢复。

2.剖宫产子宫出血较多，家属应不时看一下阴道出血量。如果超过月经量，应通知医生，及时采取止血措施。出院回家后如恶露明显增多，如月经样，也应及时就医。

3.停用抗生素后可能出现低热，这常是生殖道炎症的早期表现。如超过37.4℃，则不宜强行出院；回家1周内，最好每天测体温1次，以便及早发现低热，及时处理。不宜等高热再去急诊就医。

4.房事一般于产后2个月、伤口恢复后开始。初期宜用避孕套；3个月后，可以采用器具避孕，不宜采用药物避孕。

5 术后行动姿势

剖宫产后的最初几天，伤口还没有长好，身体不能随心移动，这时就要找出最舒适的姿势，以便哺乳婴儿和上下床。

● 我们的建议：

1.站立：最好直立站好，不要把身体向前倾。

2.走路：可以用一只手支撑伤口部位，放松并轻松地呼吸。

3.哺乳：不断尝试各种哺乳姿势，寻找到适合自己最舒适的哺乳姿势。

4.下床：用一只手支撑伤口，同时弯曲膝盖，双膝慢慢并拢，同时肩膀呈一直线，避免肌肉扭曲。尽量做出坐的姿势，并将双脚置于床底沿，渐渐碰触地板。下床时，最好寻求家人的帮助。

5.上床：尽量坐在靠床头的位置，环抱着腹部肌肉，放松双脚，一次提起一只脚到床上。

6 术后康复运动

剖宫产术后12天左右，如果身体恢复良好，可以开始进行健身锻炼。

1.屈背

(1)四肢着地，背部保持平直。

(2)吸气，将一只脚向前上方屈起，将头部朝膝盖方向低下，保持这个姿势1秒钟。

(3)吐气，将腿部朝后方伸起，并抬起头来，保持这个姿势数秒。

(4)然后再换另一只脚进行。

(5)伸直颈部、下巴并向前伸。大腿肌肉收缩并以稳定的节奏向后伸。

2.仰卧起坐

(1)仰卧躺在地板上，双膝屈起，双手置于身体两侧。

(2)深呼吸，吐气时抬起头及手臂来，手掌向上移。保持这个姿势数秒然后放松。

(3)当您收缩腹肌时别忘了吐气，重复做10次。

定期练习，头部可以愈抬愈高，膝盖弯曲，双足平贴在地板上。

3.前弯运动

(1)双脚平行张开30厘米，双手轻握于背后，直立站好。

(2)慢慢向前弯曲，然后从臀部举起双手，尽可能使手部高于头部。

(3)深呼吸几次，然后再慢慢起身。再重复几次这个动作。

手部举至舒服的位置，注意背部平直，使这个运动的效果更大。

4.卧式全身运动

(1)仰卧，两腿交替举起，先与身体垂直，后慢慢放下来，分别做5次。

(2)仰卧，两臂自然放在身体两侧，屈曲抬起右腿，并使其大腿尽力靠近腹部，脚跟尽力靠近臀部。左右腿交替做，各做5次。

(3)仰卧，两膝屈曲，两臂交抱在胸前，后慢慢坐成半坐位，再恢复仰卧位。

(4)仰卧，两膝屈曲，两臂上举伸直，做仰卧起坐。

(5)俯位，两腿屈向胸部，大腿与床垂直并抬起臀，胸部与床贴紧，早晚各做1次，每次做时，从2~3分钟逐渐延长到10分钟。

5.侧弯运动

(1)双脚分开约1厘米，站好。

(2)左手置于左侧大腿上，慢慢将身体向左侧弯曲。

(3)左手尽可能向下伸展，而右手则跨过头部朝左弯，同时深呼吸。屏住呼吸，保持这个姿势，然后再缓缓吐气，并回到直立姿势。

(4)同样动作朝右侧弯曲。

6.腹腰运动

(1)平躺床上，旁边辅助的人，以左手扶住产妇的颈下方。

(2)辅助者将产妇的头抬起来，此时产妇暂时闭气，再缓缓吐气。

(3)辅助者用力扶起产妇的上半身，产妇在过程中保持吐气。

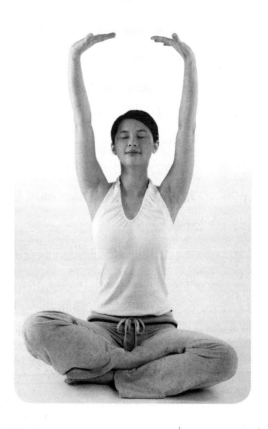

(4)最后，产妇上半身完全坐直，吐气休息，接着再一面吸气，一面慢慢由坐姿回到原来的姿势，重复做5次。

7.骨盆收缩运动

(1)四脚着地弯曲，膝盖张开30厘米。

(2)收缩臀部肌肉，向上屈背并收骨盆部位(收腹部)，保持这个动作几秒钟之后再放松。

(3)重复此动作数次。

注意：做此动作时应夹紧臀部，切勿让背部向下沉降，许多新妈妈在产前已经练习这个姿势了，它可矫正倾斜的骨盆。

8.腿部运动

(1)坐在床上，脚趾头向前伸展。

(2)将脚趾头往上扳，然后再把脚趾头往下推。这连续动作做大约20次，迅速移动，使血液循环加快。

(3)双脚同时往相同的方向移动，一只脚往上，一只脚往下地运动。

(4)接着，张开双脚，同时做脚踝的环绕运动，首先要顺时针环绕，然后再逆时针环绕。

(5)压紧膝盖，贴着床面，然后再放松。

9.呼吸运动

(1)仰躺床上，两手贴着大腿，将体内的气缓缓吐出。

(2)两手往体侧略张开平放，用力吸气。一边吸气，一边将手臂贴着床平举，与肩膀呈一直线。

(3)两手继续上抬，至头顶合掌，暂时闭气。接着，一边吐气，一边把手放在脸上方，做合掌手势。

(4)最后两手慢慢往下滑，手掌互扣，尽可能下压，同时吐气，吐完气之后，双手放开，回到原姿势。

反复做5次。

7 术后心理恢复

剖宫产后身体的恢复因人而异，除了身体上的伤口之外，心灵上也有创伤。女性在剖宫产需要度过五个阶段，才会最终复原。

很多原本想自己生的妈妈在接受了手术后，很难接受这个事实。手术后过了一个小时后，很多女性才开始接受剖宫产这个事实，是命运的安排。

在生产后的第一个星期里，这种感觉渐渐地消失了，取而代之的是失望的情绪。很多女性没有亲身经历孩子被娩出的过程，感到很遗憾。通常，很多剖宫产的妈妈很难进入母亲的角色。

第三个阶段从生产后的第八个星期开始。许多女性把与宝宝相处时，做得不够完美的原因都归结于是剖宫产惹的祸。在这个阶段，新妈妈会经常梦到分娩的过程，这种情况并不少见，而这些梦境有助于使她们重新理解自己的生产过程。

到了第四个阶段，与其他有类似分娩经历的女性相接触非常重要。有的时候，通过剖宫产分娩的女性需要几个月的时间才愿意与同样是剖宫产生孩子的母亲说话。当她们发现有很多类似的经历的时候，不再感到孤独，从而心情得到了极大的放松。

第五个阶段，分娩的痛苦经历被渐渐淡忘，能够客观地对待剖宫产了。

Part **6** 娇妻坐月子，丈夫做什么

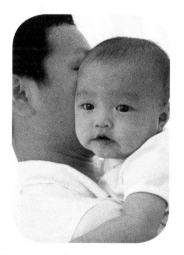

　　欢迎你加入爸爸的行列，这是你初为人父的第一个月！刚刚把宝宝从医院接回家里，几分骄傲、几分激动，也许还有几分疲惫。那么，接下来你的生活会是什么样呢？

　　强烈期待着宝贝出生的爸爸们恐怕很少想到，当他们和妻子、孩子回到家里后会是什么情况。妻子分娩的过程会在你的心理上产生强烈冲击，你对自己有了一种新的感觉，你不再只是一个男人，而是成为了一个父亲。怀孕和分娩的过程只是为人父母的开始，你需要在未来的几个月甚至整整1年的时间里，逐步理解、体会你的新角色。

　　妻子坐月子的这段时间，是每一个做丈夫的男人最能表现责任心的时候哦。丈夫最好每天下了班就早早回家，不在外耽搁流连；帮忙洗衣服、洗尿布，熬奶做饭；夜里帮忙给孩子换尿布、哄孩子睡觉，保证娇妻的睡眠，保证睡眠也就保证了奶水，从而保住了宝宝的"饭碗"……

1 调整心态，迎接挑战

做父亲应承担的巨大责任和由此产生的恐惧，使你最初就无法获得有孩子的家庭的乐趣。如果你学着发挥积极的作用——帮着换尿布、洗澡、哄孩子睡觉，很快会感到放松和自信。

● 我们的建议：

初为人父时，做丈夫的应该调整心态，迎接因为家庭多一位成员而出现的挑战。

1. 受忽视的感觉

婴儿刚出生的几周内，要占去母亲的每一寸光阴，这是一个非常简单的事实。因此，父亲经常有受到忽视的感觉，甚至产生嫉妒。因为婴儿代替丈夫的位置而成为妻子新的生活中心，这种感觉是正常的。在产生怨恨和导致关系恶化之前，要告诉妻子你的感受。你也可以在照料婴儿方面起更积极的作用。

2. 易忽略的事情

许多初为人父的父亲错误地认为妻子无须任何帮助就能应付这一切。因此当你发现妻子十分依赖你，会感到很惊奇。妻

Tips 贴心提醒

1. 理解妻子、关心妻子，帮助妻子做好家务，和妻子一起分担养育宝宝的劳累、烦琐。

2. 如果你每天都能充满爱心地照料婴儿——给他换尿布，给他洗澡，拍拍他，和他说说话等等，这种日常接触会使你感到和他越来越亲。

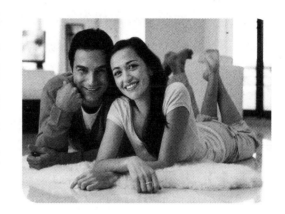

子只要知道你在身边就会有所依托。如果你因无法喂奶而感到被排斥在外，也许应该让妻子把一些奶挤到瓶里，这样在半夜你就能帮着喂奶了。

3.害怕伤害婴儿

婴儿似乎是脆弱的小东西，因此许多男人除了抱着婴儿外，别的什么都不敢做。那些有弟弟妹妹的男人却非如此。事实上，只要不摔婴儿的头部，一般的摔打都不会伤到婴儿。为了克服害怕伤害婴儿的恐惧感，你可以看着妻子或接生员照料婴儿，在旁边学习，然后试着给婴儿洗澡，帮着妻子照看婴儿，也能让她得到休息。

2 上好初为人父第一课

如今大多数父亲需要更多地参与到养育宝贝的过程中，参与到育儿和家务工作中来。

和你的宝贝在家中度过的第一个月的生活是一种全新的体验，有许许多多的东西需要你学习！

宝宝需要你24小时给予照顾和看护，你应该和妻子一起学习护理宝贝的基本知识，换尿布、抱宝宝、给宝宝洗澡、帮助妻子进行母乳喂养或人工喂养，这样做可以减轻你们俩在照顾新生儿方面的焦虑不安，并且能增进夫妻感情。

记住，对于初为父母的人来说，这是一个边实践边学习的过程，不必要求自己能应付每一件事情。

● 我们的建议：

1.尽量让妻子心情愉快，这样对孩子哺乳、产妇的健康都非常必要。产妇的心情不好，影响乳汁分泌，造成孩子缺奶吃。

2.调理好妻子的饮食。产妇除了要吃一些稀软的食物外，在种类上要尽量丰富，肉、蛋、奶制品及新鲜蔬菜可调配食用，以保证产妇健康。

3.要及时清洗产妇与孩子的衣服。

4.下班回家后，不能立刻走进妻子和孩子的房间，应该换掉外衣，洗净手、脸，再进去接触孩子。

5.尽量避免孩子与其他人接触，要婉言谢绝亲朋好友的探

过来丈夫的经验参考

1.学习怎样正确舒适地抱宝宝。

2.和宝宝交流，把宝宝抱在你的怀里，看着他的眼睛，对他温柔地说话或唱歌。

3.可以为妻子准备一张摇椅，让她照料宝宝时坐在上面，这样会舒服一些。

4.帮助妻子做晚餐。

5.学会让宝宝靠在你的肩头，轻拍他的后背，帮助他打嗝。在妻子喂完奶后，帮助完成给宝宝拍嗝的任务。

6.和妻子聊一聊这个月里会有多少亲友想来拜访。但要知道应该把你们自己的感受放在第一位，你们需要更多的时间和空间和自己的宝宝在一起，享受家的感觉。

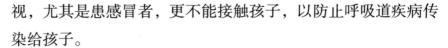

视，尤其是患感冒者，更不能接触孩子，以防止呼吸道疾病传染给孩子。

6.千万不要在孩子房间内吸烟。

3 方便爱妻，老公注意

妇女产后对子宫的保护非常重要，否则，会给年轻的妈妈带来长久的痛苦。这期间，产妇要多卧床休息，避免久蹲、久站、频繁大幅度弯腰及增加腹压的动作。因此，丈夫要配合妻子把所有的日用品摆放有序，便于使用、拿放。

● 我们的建议：

1.热水瓶：放在茶几、矮柜上，以便产妇取用。丈夫要及时检查热水瓶是否有开水。有条件的话，最好使用饮水机。

2.电话：电话机最好不要放在月子妈妈和宝宝同住的房

房间布置小要点

Tips

1.温湿度适宜：检查房间温度是否合适，温度最好保持在23℃～26℃。冬天，考虑加温；夏天，考虑降温。房间不能太干燥，湿度为60%～65%，向地上洒水和使用加湿器等是保持空气湿润的好方法，也可在暖气上或炉火上放个水盆，让水气蒸发出来。

2.调整好宝宝和妻子用品的位置：用品放置的地方要求安全、方便。

3.光线柔和：加装薄纱窗帘，使居室光线柔和，利于母子休息，又有利于观察婴儿。

4.保持卧室环境安静，不要把电视放在房间。

5.柔软舒适的寝具：柔软舒适的被褥会令母子感到安然自在。

间，以免影响休息。电话机旁放好常用电话号码卡。

3.衣服及尿布：放在产妇站或坐位时伸手可取的地方，最好放在专用尿布台的抽屉里。

4.奶具：奶锅、奶瓶、刷子及常用厨具放置在厨室柜中上层，不可太高，要伸手可及。

5.沐浴品：放在沐浴台架上，要求产妇伸手可用。

6.卫生间：选择坐式马桶。铺上防滑垫，方便产妇如厕、洗澡，以免滑倒。

7.婴儿澡盆：把婴儿澡盆放在平台上或茶几、桌上。

8.童床：童床要可升降，保证产妇抱起和放下宝宝时动作幅度不大。

9.扫帚：选择长把扫帚、扫箕和拖把，以便产妇做简单清扫工作。大面积清扫，最好由丈夫来完成。

4 鼓励娇妻母乳喂宝宝

母乳是最理想的婴儿食品，母乳中所含的营养，无论在质或在量方面都比其他奶品更适合婴儿的需要。

为宝宝哺乳是充满着爱的哺育，会更加密切母子之间的感情，是宝宝在你子宫里开始的生理关系的继续。孩子相信，当他需要时，你那纯净的乳汁就会源源不断地奉献给他。人们说哺乳是向孩子讲述真实、让孩子保持希望最早的方法。

● 我们的建议：

1.母乳喂养应早开奶，新生儿出生后半小时左右喂养母

贴心提醒

1.要不断提醒、告诉妻子：坚持哺喂婴儿是增加乳汁分泌的最有效方法。

2.鼓励妻子多喝汤水以及食用西瓜等富含水分的水果，以促进乳汁分泌。

3.多陪伴妻子，使其心情愉悦，这对增加乳汁分泌是十分有利的。

乳。如果妈妈暂时没有分泌乳汁，也要尽量让新生儿吮吸乳头，以促进乳汁分泌，并增进母婴的感情，利于母体因分娩造成的产后伤口的愈合。

2.产后哺喂初期，乳汁往往不足，婴儿时常哭闹，使许多妻子心生疑惑而放弃母乳喂养。做丈夫的要安慰鼓励妻子，告诉她：坚持就是胜利。

5 爱护妻子，节制性欲

产后，产妇身体的生理变化很大，必须要经过一段时间才能恢复正常。尤其是当生殖器官经过妊娠和分娩的变化和创伤，尚未复原时，绝对禁止性生活，否则，会给产妇带来巨大痛苦。因此，丈夫要注意体贴和理解。

●我们的建议：

1.阴道分娩的，至少要在产后42天以后才能开始性生活。

2.剖宫产分娩的，要在产后3个月以后才能开始性生活。

6 打造育儿家庭保险书

有了小宝宝，做丈夫的自然就多了几分考虑，除了要保障全家人的生活品质外，还要考虑准备宝宝日后的教育基金。

● 我们的建议：

1.及早为宝宝办理保险，确保宝宝健康成长后顾无忧。

2.对于小家庭来说，父母在规划家庭保险预算配置时，可考虑以下方式：

项目	占保费支出的百分比
家庭意外险	40%
宝宝教育险	25%
家庭医疗保障险	15%
养老保险	20%

7 宝宝免疫，健康保证

宝宝出生后，须要按次序进行预防接种。目前我国实行计划免疫，进行常规接种的有5种疫苗制剂，能预防7种传染病：

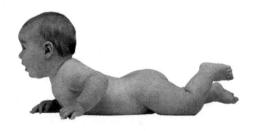

1.卡介苗预防结核病；

2.脊髓灰质炎疫苗（糖丸）预防脊髓灰质炎（俗称小儿麻痹症）；

3.白百破三联混合疫苗预防百日咳、白喉和破伤风；

4.麻疹疫苗预防麻疹；

5.乙肝疫苗预防乙型肝炎。

宝宝预防接种程序表

年龄	疫苗名称									
	卡介苗	乙肝疫苗	脊髓灰质炎疫苗	白百破三联疫苗	麻疹疫苗	风疹疫苗△	流行性腮腺炎疫苗△	麻风腮三联疫苗△	乙脑疫苗	流脑疫苗
出生时										
1月龄										
2月龄										
3月龄										
4月龄										
5月龄										
6月龄										
8月龄										
1岁										
2岁										
4岁										
6岁										

注：麻风腮三联疫苗可替代麻疹、风疹、流行性腮腺炎单价疫苗。△为收费疫苗。

Tips

预防接种注意事项

1.小宝宝到了预防接种时间，家长应按时带他去当地医院进行预防接种。

2.宝宝预防接种后，会出现一些局部或全身反应。在接种后数小时至24小时左右注射部位可能出现红、肿、热、痛，或发热、头痛，偶有恶心、呕吐、腹泻等。这时，应给孩子多喝水和充足的休息，这些反应一般在2～3天内会自行消退，不需作特殊处理。如发生有异常的过敏或晕厥、休克等反应，或局部红肿继续扩大，高热持续不退，应立即送医院诊治。

3.预防接种还应注意，如小儿患有发热、急性感染，有心、肾、肝和神经系统疾病及活动性结核病未治愈前，正在服用类固醇皮质激素或免疫力低下小儿及上次注射疫苗有过敏史的小儿都应暂缓接种。

8 月子小问题，丈夫大学问

1.做好妻子的心理理疗师

产后抑郁是产妇恢复健康的大敌，也对养育宝宝不利。一般时候，丈夫要做到：

(1)加倍关心、体贴妻子，理解、安慰妻子，给妻子予更多的物质和精神帮助。

(2)主动承担部分家务、积极参与照料婴儿。

(3)倾听妻子的感受，陪妻子听听音乐。

(4)争取休假帮助照顾妻子，陪她共度难关。

如发现妻子有抑郁的现象，立即请医师治疗。

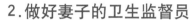

2.做好妻子的卫生监督员

月子里，产妇的卫生对恢复体质很重要，丈夫要协助妻子搞好日常卫生：提醒妻子勤洗脸、勤梳头、勤刷牙、勤洗澡(夏天应每天洗1~2次；冬天有条件的可每天洗澡，否则2~3天洗一次)，并替妻子准备好这些用品；同时，要提醒妻子经常变换休息姿势，不要久卧或久坐，适当下地活动；及时帮忙妻子清理、打扫房间，处理宝宝垃圾，清理、消毒宝宝用品，使家里井然有序，充满爱意。

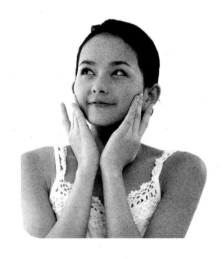

3.当好妻子的信息沟通员

妻子做了妈妈，自然要与公公、婆婆、姥姥、姥爷、兄弟姐妹、同事沟通，因此，丈夫要体会妻子的心情，协助妻子处理有关问题，做好信息沟通和联络工作。同时，要主动承担家务、照料婴儿，安排好亲属和朋友来访。

4.做好妻子的教练和陪练

鼓励新妈妈尽早下地活动。一般来说，正常分娩后6~8小时，剖宫产24小时后，产妇可扶床轻微活动。新妈妈初次下地，可能会有头晕眼花的现象，丈夫应该陪伴身边，搀扶照顾她，避免跌倒。同时，要支持妻子做产后保健操。产后2个月，待身体复原后，应鼓励和支持妻子参加体育活动，如游泳、打球、跳健美操、参加舞蹈形体班等。

Part 7 月子妈妈保健与护理

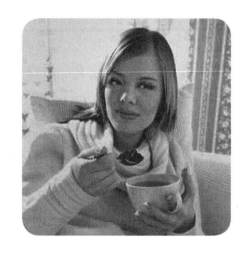

　　整个月子里，我的心情一直很差。我觉得自己处在一个非常压抑的环境中。宝宝的哭闹，不足的奶水，老公的忙碌和懒惰都会让我产生想大哭一场或找人大吵一架的念头。我多么需要有人陪伴，有人安慰，有人倾诉，有人分担。可想到为我和宝宝忙碌的一家人时，我又自责自己的自私。我的这些愿望在现实中显得很苍白。婆婆的育儿方式和我有很多出入。她的言语、思想和我有很大差别。很多时候，我都在努力地想该怎样处理好这些矛盾又复杂的关系。更可恶的是，老公居然嫌宝宝吵得他睡不着觉。望着蜷成虾似的老公，望着刚刚熟睡的女儿，我疲倦的闭上眼睛。神思正恍惚时，宝宝又尿尿了。我不得不起身为宝宝换尿布。睡意在一瞬间跑得无影无踪，我不禁"独怆然而泪下"……

1 月子遭遇：新妈咪误区

已经怀孕9个月了，生孩子本来就不是件容易事，可是最怕的，是生完孩子后要"坐月子"。按照代代相传的规矩，月子妈妈必须被关在门窗紧闭的屋里，包着脑袋，不能洗头洗澡，甚至不能刷牙；不能碰冷水，不能吃冷食，也不能见外人。每天要大吃红糖煮鸡蛋(有时多达40个)，喝鸡汤和鱼汤。说话看书都不能多，更不能哭。这样的日子要过整整1个月。从字面上解释，"坐月子就是一个月都坐着不活动"。

其实，传统的规矩不见得符合科学。这里，我们首先介绍产妇保养的10个误区：

1.恶风

不少人以为产妇怕风，风是"产后风"(指产褥热)的祸首。因而将产妇房舍的门窗紧闭，床头挂帘；产妇则裹头扎腿，严防风袭。

产褥热其实是藏在产妇生殖器官里的致病菌在作怪，多源于消毒不严格的产前检查，或产妇不注意产褥卫生等。如果室内卫生环境差、空气混浊，很容易使产妇、婴儿患上呼吸道感染。如果夏日里门窗紧闭，裹头扎腿，还会引起产妇中暑，实不可取。

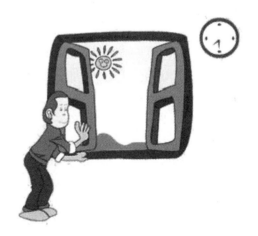

2.越晚下床越好

许多人认为产妇体质虚弱,需静养,就让其长期卧床,甚至连饭菜都端到床上吃,其实这种做法弊多利少。如果产后较长时间不活动,很容易使血液本来就处于高凝状态下的产妇发生下肢静脉血栓;同时产后盆腔底部的肌肉组织也会因缺乏锻炼,托不住子宫、直肠或膀胱而形成膨出。

产后及早下床活动不仅有利于下肢血流增快和恶露排出,也能使腹部肌肉得到锻炼,早日恢复原来的收缩力,从而保护了子宫、直肠和膀胱等器官。一般情况下,产后24小时就可在床上靠着坐起来,第三天便可下床行走。

3.不能洗头洗澡

不少地方,尤其是农村有这样一种不成文的条文:产妇要在满月后才能洗头和洗澡。这是不可取的。因为产妇分娩时要出大汗,产后也常出汗,加上恶露不断排出和乳汁分泌,身体比一般人更容易脏,更易让病原体侵入,因此,产后讲究个人卫生是十分重要的。自分娩后两三天就可洗澡,但宜采用淋浴,不宜洗盆浴。炎夏,每天应用温开水洗涤1次,产后7~10天,即可用热水洗头。如用温开水坐浴,最好在5000毫升水中加入1克高锰酸钾,达到灭菌的作用。

4.忌口

许多地方的产妇都有忌口的习惯,诸如牛羊肉、鱼虾类和其他腥膻之物都不准吃。其实,产后需要充足而丰富的营养素,主副食应多样化,仅吃一两样食物不能满足身体的需要,也不利于乳腺分泌乳汁。因此产妇要饮食均衡、多样化。

5.菜越淡越好

略吃些盐对产妇是有易处的。由于产后出汗较多，乳腺分泌旺盛，产妇体内容易缺水和盐，因此应适量补充盐分。

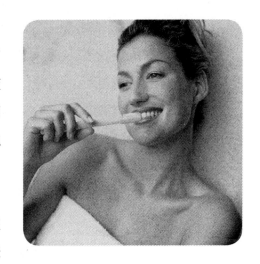

6.不能刷牙

产妇比一般人更应注意口腔卫生。由于产妇进餐的次数多，食物残渣存有留在牙齿表面和牙缝里的机会增多，而口腔感染还是产褥感染的来源之一，因此，许多产妇在月子里不刷牙是不对的。产妇应该每天早、晚各刷一次牙，如能在每次进餐后都刷牙、漱口，对健康更为有利。

7.汤比肉有营养

产褥期应该常喝些鸡汤、排骨汤、鱼汤和猪蹄汤，以利于泌乳，但同时也要吃些肉类。肉比汤的营养要丰富得多，那种"汤比肉更有营养"的说法是不科学的。

Tips

科学处理月子问题

也许早在怀孕之前，你就听过妈妈、婆婆、姐嫂、同事等的"现身说法"，告诫你"月子"里要如何把鸡汤当水喝，要如何紧闭门窗防止受风，如何不能洗澡洗头等。其实这些说法并无科学依据。因此，我们建议你买几本书看一看，按科学方法处理这些问题是你最好的选择。

8.鸡蛋吃得越多越好

鸡蛋的营养丰富，也容易消化，适合产妇食用，但并不是吃得越多就越好。有些产妇一天吃一二十个，不但吸收不了，还会影响对其他食物的摄取，因此一般产后每天吃两三个鸡蛋就足矣了。

9.产后24小时"开奶"

一些地区的产妇以为，在产后24小时后才要给新生儿喂奶，认为开奶早不好。而事实正好相反，开奶越早越好。因为婴儿吸吮奶头可以促进乳腺分泌乳汁，又有利于子宫收缩，使子宫早日恢复，同时，新生儿也能及早得到营养丰富的初乳，可谓"一举三得"。一般情况下，产后30分钟内即可哺乳。

10.满月即可恢复性生活

由于人们都习惯于把满月当作产妇身体完全复原的标准，所以多数夫妻在孩子刚满月时就恢复了性生活，实际上，这样做为时尚早。因为分娩对子宫内膜和阴道壁所造成的损伤，在4周内是不可能完全愈合恢复的。专家们认为，产后6～8周后恢复性生活才是安全的。

2 产后建立月子支持系统

当你有其他家人做依靠时，妈妈的这个工作就会容易一些。但是，你也要付出努力让你的家人知道怎样支持你和宝宝。这样，你可以愉快地度过月子这个特殊的时期。

1.和先生保持亲密关系

先生的支持最能帮助你度过产后的最初几个星期。就像你一样，你的先生也刚新为人父，你们需要相互支持。

妈妈和宝宝之间的亲密关系可能会使爸爸觉得被忽略了，你可以让爸爸多参与照顾宝宝的事情，例如，换尿布或替宝宝洗澡，藉以减轻爸爸这种感觉，一方面能减轻你的负担，另一方面也能让爸爸知道宝宝和你都需要他，而且也能够帮助宝宝和爸爸建立亲密关系。

以下的事情能够使你和先生保持亲密关系：

(1)计划两人单独相处的时间。新爸爸主要的不满就是没有时间和太太亲密以及一起参加社交活动。

(2)让爸爸有自己照顾宝宝的方式，即使他的方式并不完全和你的一样。

(3)花时间向先生表达你对他不变的爱与情意，让他知道宝宝的到来只更会增加你们两人间的亲密关系。

(4)与先生开诚布公地讨论使他不满的事情，不要积压不满的情绪。如果还是不能舒缓不愉快的情形，请求父母的支持。

(5)宝宝未出生之前，可以请先生衡量向单位请短期父职产假的可能性。

(6)宝宝未出生之前，事先讨论两人分担家事的可能性。

2.宝宝的兄弟姊妹

如果家中有一个较大的小孩(或更多的小孩)，一定要让他对宝宝的到来有准备。很难预测家中的小朋友会对新宝宝的到来有怎样的反应，从很兴奋、欢迎到忌妒、不愿接受等反应都有可能。你可以采取一些简单的方法，使宝宝的来临，对你和对他们都能够容易一些：

(1)让你的小朋友知道家里就快要有一个小宝宝了。

(2)可以考虑在产检时带着家里的小朋友一起去，小朋友也许会很高兴见到医生，并且听到宝宝的心跳。

(3)让你的小朋友知道你所学到有关生产的一些知识，利用图画相片来帮助他的理解。

(4)宝宝出生以后，尽快让家中的小朋友见到宝宝。

(5)回到家后，要让家中的小朋友知道一切都很好，让他不要担心，特别是如果你离开家已经有好几天的时候更需如此。

(6)让小朋友知道你的爱足够分给2个人以上。

(7)不要觉得太诧异，如果家中年纪较大的小朋友有一阵子的行为很幼稚，这是小孩面临环境变化和压力的正常反应，尽量要有耐心处理而不要感觉气恼。

(8)较大的小朋友尝试帮忙照顾宝宝

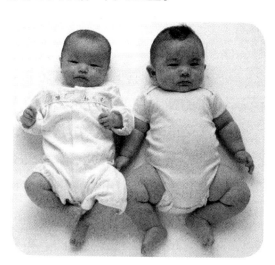

建立良好的家庭关系

Tips

现在，许多月子妈妈忽视了建立上述关系的重要性，月子期间以"我"、"宝宝"为中心，结果月子期满，家庭却出现了好多意想不到的问题。这些问题为日后家庭的稳定留下了麻烦的"火种"。

时，要称赞这样的行为。

(9)要记得你的小朋友会受到你自身的态度和期望所影响。

3.亲密关系

6个星期以后可以开始性行为。如果是剖腹生产或有外阴切开术，时间可能更晚。

一旦恶露停止，就表示你的子宫已经复原了，同时也表示你的身体已经可以恢复性行为了。当你重新开始亲密的性关系时，刚开始可能会有些不舒服，要有心理准备。这种不舒服的感觉是很普遍的情况，只要你能放松心情，使用一些润滑剂再加上先生的温柔相待，这种不舒服的情况不会持续很久。如果觉得阴道过于宽松而感受不好，可以请教医生，学习可以帮助阴道肌肉紧缩的运动。

有些妇女在生产完后，可能会对性关系不感兴趣，通常这是由于产后身体的雌激素较低，再加上照顾新生宝宝体力和情绪上很大的负担所引起的。先生也可能因为参与生产过程的经历或害怕伤害到你，因而也"性趣缺失"。但应要记得的是，性关系上的亲密可以舒缓压力，也能使人对自我形象有信心。亲密的性关系也能够使你觉得自己对先生仍旧有吸引力，甚至使你的身体分泌一些激素，使身体更快恢复到怀孕前的状况。

3 休息是最好的健康保证

产妇产后处于疲劳、兴奋和喜悦中，容易睡眠不足。充分的睡眠有助于身体迅速康复，如果休息时间不够充分，产妇可能会出现焦虑、疲倦、精神抑郁等情况，还会影响乳汁的分泌。

营造良好的室内环境

1.应避免过多亲友入室探望产妇。否则，既影响母婴休息；又使空气污浊，还容易把病菌带入，引起母婴感染。

2.卧室要经常洒水清扫，保持清洁整齐。

3.室内用具应摆放整齐，保持心情舒畅。

4.地板冰凉，下床要记得穿拖鞋。

5.室内灯光要柔和。

● 我们的建议：

1.每天争取能有10小时的睡眠。

2.睡时要采取侧卧位，利于子宫复原。

4 坐月子门窗紧闭要不得

有的产妇在坐月子时，把屋子封得很严实，窗子不但关得很紧，而且连窗缝也糊好，门上加布帘子，俗称"捂月子"。其实这样做对产妇和婴儿都是极其不利的，因为产妇分娩后身体虚弱，需要有新鲜的空气，以改变身体虚弱状况，恢复健康。新生儿不能呼吸新鲜空气，也容易得感冒、患肺炎等，有碍健康成长。

另外，屋子捂得严实，通风不好，容易造成室内潮湿，产生细菌，从而污染室内环境，对产妇和婴儿的健康都不利。如果夏日里门窗紧闭，还会引起产妇、宝宝中暑。

● 我们的建议：

1.通风时，要避免"穿堂风"，不要使风直接吹到产妇和宝宝。夏天，不宜在电扇近处吹，防止感冒受凉；如使用空调，要避开出风口，保持室内温度25℃左右即可。冬天，每日开窗换气，先将产妇和婴儿送到另一间屋子，然后通风，每次20分钟，上下午各1次。

2.用竹子做成类似百叶窗的帘子，调好角度，当作门帘或窗帘，既保证了空气流通又避免风直吹进屋。

3.不要用窗帘捂紧窗户，适当的阳光照射，有利于产妇和宝宝的健康。

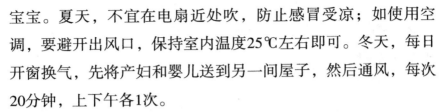

Tips

产后风

不少人以为产妇怕风，风是"产后风"（指产褥热）的祸首。因而将产妇房舍的门窗紧闭，床头挂帘；产妇则裹头扎腿，严防风袭。其实，自然界的风何罪之有？

产褥热其实是藏在产妇生殖器官里的致病菌在作怪，多源于消毒不严格的产前检查，或产妇不注意产褥卫生等。

5 月子久卧床，没事找事

许多人认为产妇体质虚弱，需静养，就让其长期卧床，其实这种做法弊多利少。

产后长期卧床的弊端：如果产后较长时间不活动，很容易使血液本来就处于高凝状态下的产妇发生下肢静脉血栓。产后盆腔底部的肌肉组织也会因缺乏锻炼，托不住子宫、直肠或膀胱而膨出。

产后及早下床的好处：产后及早下床活动，不仅有利于下

Tips

坐月子怎样卧床

产妇卧床休息必须讲究姿势、方法，以利于排除恶露，有利于膈肌、心脏、胃下降回位。

分娩完毕，不要立即上床睡卧，应先闭目养神，稍待片刻，再上床背靠被褥，坚足曲膝，呈半坐卧状态，不可骤然平卧。如此半坐卧3日（指白天）后，才能平卧、侧卧或仰卧。

半坐卧的同时，用手轻轻揉按腹部，方法是以两手掌从心下按至脐部，在脐部停留作旋转式揉按片刻，向下按至小腹，再作旋转式揉按，揉按时间应比脐部稍长。如此反复揉按10余次，每日2～3遍，可使恶露、淤血不停滞在体中，还可避免产后腹痛、产后子宫出血，帮助子宫复原。

肢血流增快和恶露排出，也能使腹部肌肉得到锻炼，早日恢复原来的收缩力，从而保护了子宫、直肠和膀胱等器官。

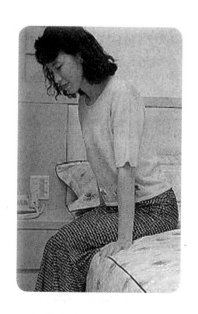

●我们的建议：

产后第一天，产妇较疲劳，应当充分睡眠和休息，以使精神和体力得以恢复。

阴道自然分娩的产妇，可于产后6～12小时即可下床排尿和用餐。产道严重裂伤的，必须卧床24小时。剖腹生产手术后一、两天排气及拔除导尿管，也就可以下床走动了。

6 产后应适当安排活动

产褥期是产妇机体恢复的阶段，适当活动与合理的运动，可促使消化功能增强，以利恶露排出，避免褥疮、皮肤汗斑、便秘等产后疾病的发生，并能防止子宫后倾等，有助于产妇康复。单纯卧床休息对产妇来讲是有害无益的，只要运动不过量，就不会出现不良的副作用。

●我们的建议：

1.第1天至第3天做抬头、伸臂屈腿等活动，每天4～5次，每次5～6下。

2.自然产的女性1周后可在床上做仰卧位的腰肌运动，将双腿伸直上举，行仰卧起坐和头、肩、腿后抬等运动项目。

3.产后1周，产妇可以做些轻微的家务活，如抹桌子等。

4.半月后，可做些扫地、烧饭等家务和一般体操，以利肌肉收缩、减少腰部、腹部、臀部等处的脂肪蓄积，避免产后肥胖症，保持体态美。

7 产后多汗怎么办

不管天热还是天凉，产妇分娩后总比正常人汗多，有的大汗淋漓，如稍微活动或进食，更是汗流满面，黏湿难受。我们把它叫做褥汗，这都是正常的。

产后的1周之内，产妇有大量的汗液排出是正常的，因为她要把体内多余的一些血要排出到体外。

产后出汗多，虽然是正常的生理现象，但要加强护理：

●我们的建议：

1.及时擦干汗水，更换内衣，以免感冒。有条件的话，每晚洗淋浴；没有条件，可以每晚用温水擦洗。

2.室内温度不要过高，要适当开窗通风，保持室内空气流通、新鲜。

3.产妇穿盖要合适，不要穿戴过多，被子不要过厚。

4.产妇必须注意病理性出汗(睡中多汗，醒来即止，五心烦热，口干咽燥，头晕耳鸣)，这种情况要请医生诊治。

8 产后洗澡，清清爽爽

产妇分娩后代谢旺盛，汗腺分泌十分活跃，大量代谢的废物留于皮肤表面，影响哺乳时的卫生，也影响产妇的情绪。产后，特别是产褥期，还有恶露不断排出，会阴部分泌物较多，如果不保持会阴部清洁和干燥，容易导致感染。因此，产后做好个人卫生是十分重要的。

产妇清洗身体，会感到神清气爽，利于恢复精神，解除分娩后的疲劳。

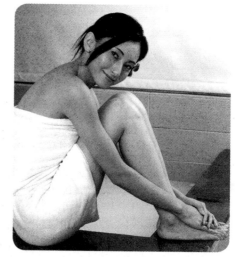

一般产妇，3日后体力恢复，可开始淋浴。会阴有伤口以及剖宫产者腹部有伤口的产妇，产后1周内不宜洗澡，待拆线后再洗澡，但可擦澡。

Tips
放弃不洗头陋习

产后能洗澡，自然就能洗头。如因会阴有伤口以及剖宫产者，产后头1周内不能洗澡，可在产后7～10天，用温水洗头。洗完头发后，立即用热风吹干。

●我们的建议：

1.洗澡水不要过热(34℃～35℃)，以防全身、皮肤血管过度充血，造成头部供血不足而头晕。

2.洗澡或擦身(澡)时，室温不要太低或过高。夏季一般室温就可以，冬天以26℃较为合适。

3.洗澡最好采取淋浴，不要盆浴。因为盆浴时，污水容易流入阴道，导致感染。没有淋浴条件的，可用脸盆装水往身上边浇边洗。如用温开水坐浴，最好在5000毫升水中加入1克高锰酸钾，达到灭菌的作用。

4.洗完澡后应立即擦干，以免着凉。

5.产后前几日洗澡，最好有人陪伴，以免发生晕厥。淋浴时不要空腹，以防发生低血糖。

6.不宜洗澡的产妇，可采用擦澡方式解决卫生问题，但平时要勤换会阴垫和内衣内裤。

9 产后清洁、护理会阴

分娩时，由于胎儿压迫会阴部，以及医生助产时在会阴部的操作，产后会阴部常会发生充血和水肿，有的可能还有程度不同的会阴部撕裂伤或有会阴侧切的伤口。同时，产后阴道内不断有恶露排出。所以，若不注意加强会阴部的护理，常易引起会阴部以致生殖系统的感染。

分娩时造成的会阴部损伤要完全愈合，大约需2周时间。

●我们的建议：

1.产后每天用温开水至少2次擦洗会阴，大便后加洗1次。有条件时用1/2000新洁尔灭溶液或1：5000高锰酸钾溶液擦拭外阴。先擦阴阜及两侧阴唇，最后擦肛门，不可由肛门向前擦。

2.每次清洁后都要更换卫生棉、内衣裤。内衣裤清洗后要在日光下曝晒，达到杀菌目的。不要穿化纤物的内裤，因化纤物不吸水、不透风，会使外阴部潮湿、刺激皮肤，引起外阴瘙痒等。

3.躺卧时，应卧向伤口的对侧，如会阴伤口在左侧，应向右侧卧，以防恶露流入伤口，增加感染机会。

4.产褥期应使用大片卫生棉吸收恶露，并经常更换，以保持干爽舒适。如果感觉会阴伤口处疼痛转趋恶化或有肿胀化脓的现象，应立即就医诊治。

10 产后不能刷牙没道理

产妇在月子中进食大量的糖类、高蛋白类食物，加上进餐的次数多，食物残渣留在牙齿表面和牙缝里的机会增多，最易坏齿，引起口臭、口腔溃疡。因此，产妇分娩后，比一般人更应注意口腔卫生，要经常刷牙、漱口，清除口腔内腐物、酸物，保护牙齿、口腔。

其实，产后第二天即可开始刷牙。开始可用指刷(也可一直用指刷)；几天后，可用正常的牙刷。饭后，最好随时漱口。

●我们的建议：

1.每天早、晚各刷一次牙，如能在每次进餐后用温水刷牙、漱口，对健康更为有利。刷牙时，要注意正确的刷牙姿势，顺着牙缝的方向，而不是横向拉锯。

2.每天早晨把约3克盐放进口中，用温水含，使盐慢慢溶化，并冲洗牙齿，可以使牙齿牢固，避免松动。

11 产后皮肤护理

产后皮肤保养，最重要的是洗脸。早晨洗脸，只要将夜间面部分泌的杂质清除干净即可，可以使用香皂洗脸。在手上揉出泡沫后，轻轻抹在脸上按摩。对于皮脂分泌较多的T形部位，尤其要注意仔细清洗。

晚上洗脸时，要将洗面奶和香皂配合起来使用。因为白天堆积在皮肤上的灰尘会堵塞毛孔，为了让皮肤在晚上充分休息，可以采用这种双重洗脸的方式。

Tips 月子期间以休息为主

有的产妇想利用坐月子的时间看看书或织毛线，想学点知识打发寂寞的日子，其实这样并不好。月子期间，主要是休息、增加营养和适当活动，最好不看书、不织毛线。

　　产后，皮肤敏感要避免使用对皮肤有刺激性的洗面用品。应选择适合自己皮肤的香皂，用温水多洗几次，将肥皂水充分洗净，最后再用凉水清洗。

12 给皮肤补充营养

1.保湿

　　水分是决定皮肤美丽的重要成分。产后，皮肤浮肿，水分的供给显得尤其重要。维持合适的水分，皮肤看起来才会滋润有弹性。涂抹保湿品会起到一定的保湿作用，但多喝水更有利于皮肤保湿。水分的供给能促进新陈代谢，重现健康、弹性的皮肤。

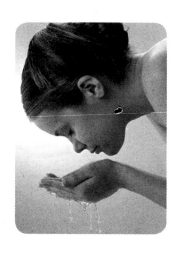

2.按摩

　　经过妊娠、分娩，皮肤会变得很干燥。按摩能起到改善皮肤血液循环、恢复皮肤弹力、预防皱纹产生的作用。不要觉得按摩麻烦而又费时间，事实上，只要用手轻轻抚摸皮肤即可。

　　按摩时，手部用力不要过大，只要轻轻触摸整个面部慢慢移动。面部按摩时，也不可忽视颈部，时间以20分钟为宜，也不要使身体劳累，5分钟或10分钟也无妨。

　　按摩最好在洗完脸，涂抹上护肤水、奶液、护肤霜之后再进行。按摩后可用纸巾或蒸汽毛巾擦净面部。按摩后，皮肤干净清洁，血液循环通畅，这时再使用适合自己皮肤的美容品，会收到更好的护肤效果。

3.面膜

面膜能使肌肤变得柔软，富有光泽，涂抹后不仅可促进血液循环，还可以促进排泄。

产后，女性皮肤较敏感，应使用刺激性小的面膜。新鲜的蔬菜或水果中的水分利于皮肤吸收，可以使皮肤透明而有弹性。

天然面膜对皮肤的刺激小，在产后就可以做。涂抹面膜时，要空出眼、嘴唇部位，按脸颊、下颌、鼻、额头的顺序涂抹。

除去面膜后，可在皮肤上抹上一层收敛水，收缩后的皮肤富有弹性，最后涂抹上营养护肤品，护肤结束。这时的皮肤看起来柔嫩、滋润。

13 产后保持秀发飘扬

做为女人，怀孕生子是件令人高兴的事，但也会在生理上产生很大的变化。有的人，原本一头乌黑飘逸的秀发竟会变得干涩、枯黄，甚至脱落。特别是孕产期间，头发变化大，有的产妇除了发生脱发症状外，还会感到头皮痒，有鳞屑脱落。因此，如何保持秀发乌黑亮丽就成为许多产妇关心的问题。

1.保持秀发清洁是关键

产妇在产前产后都应像平时一样沐浴、洗发。洗头不仅可起到按摩作用，加速血液循环，保持头发的生长规律，还可以疏通毛孔，防止患脂溢性脱发。

为了梳理方便和避免扯掉未脱落的头发，洗发时应在淋浴

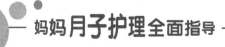

下顺着头发的生长方向轻轻梳洗，不要全部拢到前面或由枕后向前额用力搓洗。

2.养发食品

日常生活中，有很多唾手可得的美发佳品：

(1)肉骨头汤：肉骨头汤具有减缓毛发老化的功效。将骨头砸碎，按1：5的比例加水，待煮沸后，用文火煮1~2小时，即可关火。待骨头汤冷却后，容器底部会沉积一层黏稠物质，不仅味道鲜美，还是健发妙药。

(2)日常休闲小食品：葵花子、黑芝麻、核桃均为养发佳品。这些食品富含不饱和脂肪酸、维生素和蛋白质，不饱合脂肪酸会使头发润泽，维生素可防止头发脱落、干涩。头发的成分中98%是蛋白质，所以蛋白质对保证头发的营养和新生有重要作用。

(3)新鲜水果、蔬菜：新鲜水果、蔬菜也是养发食品。

3.治疗脱发小妙方

如果不幸发生了轻微脱发，你可以试一试我们的小偏方，

Tips

减少产后脱发

1.产后脱发大多是生理现象，6~9个月后会自行恢复，不需要特殊治疗。如果脱发严重，可在医生指导下，服用维生素B_1、谷维素等。

2.心情舒畅，没有焦虑、恐惧等情绪，不仅对头发有益，还可美容。

3.每日勤梳理头发，刺激毛发再生，但不要用塑料、尼龙梳子，最好用黄杨木梳。

它一定不会使你失望。

(1)自配洗发液

原料：松树叶250克，侧柏叶250克，附子20克，用水洗净，煎水去渣洗头。用法：先用清水洗去头上尘垢，再用药水浸湿、揉搓5~6分钟，擦干即可，切忌清洗。患头风、头痒者，可适当延长揉搓时间。

(2)用鲜姜片或大蒜汁擦拭脱发严重处，或在洗发水中加入柠檬汁、食醋，可促进头部血液循环。

(3)将生芝麻少许(40~100克)与淘米水(2500~3500克)共煎至刚沸腾，稍冷却(50℃左右)，每天洗发1次，待头发干后1小时再用清水冲洗。此法治疗脱发4天即可见效。

14 产妇衣着的选择

坐月子的衣着应注意以下各点：

1.衣着应宽大舒适

有些产妇怕产后发胖，体型改变，或者以窄衣服来掩盖已经发胖的体型，便穿紧身衣，进行束胸或穿牛仔裤。这样的装束都不利于血液流畅，特别是乳房受压迫极易患乳痈(奶疖)。正确的做法应该是衣着略宽大，贴身衣服以布衣为好。腹部可适当用布带裹紧，以防腹壁松弛下垂，也有利于子宫复原。

2.衣着要做到厚薄适中

产后因抵抗力有所下降，衣着应根据季节变化注意增减。天热就不一定要穿长袖衣、长裤、头包毛巾，不要怕暴露肢

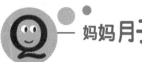

体。如觉肢体怕风，就可穿长袖衣。但夏季应注意防止长痱子或引起中暑。

3.衣着要常换

特别是贴身内衣更应经常换洗。短裤在产后10天内最好一天一换，上内衣也要两天一换，以保持卫生，防止感染。

4.鞋子宜软

以穿布鞋为佳，勿穿硬底鞋，更不要穿高跟皮鞋，以防产后足底、足跟痛，或下腹酸痛。此外，产后不要赤脚，赤脚会受凉，对身体不利。

5.帽子

如果不是在冬天屋子有漏风，就不要戴帽子或包头。在冬季外出时，可适当蒙一下头，也不要包得过紧。

15 产妇内衣的选择

生产之后，怀孕前纤瘦的身材，已变成浓浓的妈妈味道。产后坐月子期间，身材还是大一号，可继续穿着孕妇内裤，或暂时穿着纸裤;而要哺乳的妈妈，则须事先购买哺乳文胸，方便哺喂母乳。

1.哺乳文胸

特色：专为哺喂母乳的妈妈所设计，减少喂母乳时必须穿脱文胸的麻烦。目前有前开式设计(无钢丝)文胸、全开式设计(软钢丝)文胸、露出乳头及乳晕部分(软钢丝)文胸。

● 建议选购原则：

(1)选择适合的尺寸：注意尺寸和穿戴的方式，若穿着不适合者，可能会有乳房下垂的情形。

(2)建议选购文胸数量：购买2～3件，以利换洗。

2.产妇内裤

特色：主要是在坐月子期间使用，可选择使用纸裤或依旧穿着孕妇内裤来度过这段产后尴尬期。

● **建议选购原则：**

(1)方便使用：纸裤用完即丢，是很方便的选择。

(2)建议选购内裤数量：可先购买1包试用，若恶露变少，可换穿一般内裤。

3.调整型塑身内衣

特色：款式相当多样化，除了连身束衣、三合一款式(胸罩、腰夹、束裤)。也有针对不同需求的单品，如束身胸罩、束腹带、腰夹、束裤等。这些产品各有功能：雕塑胸型、美背、瘦腰、雕塑小腹、提臀、美化腿部。

此外还能挺直背脊，避免弯腰驼背，维持、矫正、塑造体型。调整型塑身内衣穿着时间不宜太久，以8小时左右为宜，建议上班穿、下班就脱。

● **建议选购原则：**

(1)内衣不能太紧或太松：必须均匀服贴身体各部位，让全身肌肉都获得相同的压力，这股压力对皮肤及皮下脂肪产生按摩作用，使皮下脂肪达到均匀分布的效果，所以购买前最好先试穿。太紧的内衣，会影响身体的循环代谢，甚至会因淋巴被压迫，而导致水肿。

(2)了解材质：内衣是贴身衣物，必须舒适、透气、排汗性强，购买前应先询问其材质，以避免过敏，使用者才能长期穿着，不至有闷热或出汗疹的现象。

(3)了解其强度及张力：调整型内衣必须稳定、持久，购买前试着拉扯布料，了解其复原速度;也得根据妈妈身材变化做调整。

(4)选择有口碑的商品：有品牌的内衣，材质与设计上皆较考究，才能避免材质不佳导致的皮肤红肿，与设计不良影响身体循环代谢的状况。

16 月子妈妈坐立有讲究

分娩以后，因为身体的巨大变化，也因为日夜为宝宝操劳，许多产妇都感到肌肉酸痛、浑身疲乏。这个时候，保持正确的站、坐姿势非常重要。

怀孕期间，体型的改变会改变身体的重心，减弱肌肉的力量，增加体重，使韧带变得柔弱。生产后，身体重心又骤然改变，这时就要重新调整自己以适应这种状况。保持良好的姿态意味着身体各部分的平衡，当肌肉维持某项姿势时，它所需要耗费的力量是适中的。

●我们的建议：

1.站立时，体重均匀地分配在双脚上，维持膝盖的柔软度，不会因站直而僵硬。同时收缩腹部，并将臀部向内与向下缩，有助于矫正骨盆的姿势。

2.坐时，也要收缩腹部，挺胸抬头，以保证适当的调整。

17 选择月子中心坐月子

孕妇在经过怀胎十月的辛苦历程，如何将身体心理调适怀孕前的状态，有赖于产后调理的效果。坐月子的目的是希望产妇能充分休息，以改善怀孕生产过程中身体的变化。如今，月子中心已不算是个新兴行业。从众多的月子中心选取一家，可以使自己和家人从繁重的护理中解脱出来。

1.选择月子中心坐月子的好处

(1)月子中心有专业的护士料理新生儿，医师定时来检查，最能叫父母亲安心。

(2)在月子中心，可以跟其他坐月子的妈妈交换育儿心得。

2.选择月子中心的标准

(1)选择月子中心的标准可以说是见仁见智，但有两个原则是最重要的，那就是：干净和方便。

(2)距离家或亲人(特别是丈夫)的办公室要近，利于他们照顾和探望。

18 产后性生活

1.产后第一次性生活的时间

产后，女性的身体处于非常敏感的状态。与产前相比，阴道黏膜变薄变弱，会阴切开部位仍留有伤口，性生活不合理，很容易导致细菌感染或引发出血症状。产后4周接受定期检查时，最好向医生咨询这方面的知识。检查时，子宫的恢复状况；恶露的情形，会阴切开缝合部位的愈合状况等都要一一查清。诊断结果表明一切恢复正常，则可以开始过性生活。剖宫产者应于产后三个月后开始性生活。特别注意，在还有恶露的情况下，要绝对禁止性生活。

2.性生活前要互相交流

即使从医生那里得知可以过性生活，但不管怎样这时性生活的感觉会与怀孕前不同。因怀孕和分娩，妻子的身材不如从前，阴道也变得松弛，因此有可能失去做女人的自信，对夫妻间的性生活也会感到有负担。这时，丈夫则想早日从妻子的妊娠期和产褥期的禁欲生活中摆脱出来。

在这种情况下，如果夫妻之间没有交流就进行性生活，对彼此都不好。丈夫要体谅妻子的不安，关心妻子，让妻子感受到丈夫的关爱之情；妻子也要放松心情，把自己的真心率直地向丈夫袒露，和丈夫一起战胜这段时期。

3.性生活时注意性交体位，避免伤害身体

产后过性生活比任何时候都要小心翼翼，要保持身体清洁卫生，结合时要浅，这时采用正常体位比较合适，最好暂时避免增加身体负担的骑乘位。为防止插入时阴道壁出现伤口，动作要缓和、轻柔，特别不能增加女性身体负担。心理上的负担感也可能导致疼痛，性交开始时动作要轻柔。

4.注意避孕

产后，月经开始的时间会因人而异，没有月经也不代表没有怀孕的可能性，开始过性生活时一定要注意避免这种可能性。产后，母体要完全恢复到妊娠前的状态，需要一年左右的时间，产后一年最好避孕。特别是剖宫产者，身体的恢复要比自然分娩需要的时间更长，一定要把握好再次妊娠的时间。夫

妻之间可以互相商议，提前制定好家庭计划。避孕法也可互相商议，选择一个适合自身的方法。

19 完美句点：产后检查

整个怀孕过程所产生的生理变化，将于产后坐月子期间逐渐恢复，在健保孕妇手册中，把产后检查也列入整个怀孕过程就诊的最后一次，就是要提醒产妇们产后检查的重要性。

●我们的建议：

生产后6周至2个月内返院回诊，最好是挑选没有阴道出血的时候进行产后检查。

产后检查的主要内容：

1.病史询问：关于是否喂哺母乳、月经重新开始来潮、异常恶露或阴道出血、外阴搔痒与白带、排便习惯等。

2.内诊：检视伤口愈合情形、子宫颈口是否外翻、子宫复原的程度等。

产前没有接受子宫颈抹片筛检者可以顺道采样，否则很可能又拖了好几年都不去看妇产科。

临床上常见的问题包括阴道感染、子宫颈糜烂、子宫复原不良、子宫后屈、子宫或卵巢肿瘤、痔疮等。如果在怀孕期间发现过相关病变、并发症，亦应一并加以追踪处理。

3.了解宝宝情况：宝宝的睡眠，大小便次数及状况，脐部是否干燥等。

4.咨询与卫生教育：最好平时就记下临时想到的疑问，就诊时请教医护人员。

产妇访视记录

产妇姓名：_____ 丈夫姓名：_____ 编号：_____

访视医院：_____

访视日期	体温	血压	乳房			宫底	会阴	恶露			腹部切口	宣教	其他	签名
			正常	红肿	乳汁			正常	血量	异常				

结案：_____后_____天　　　母亲_____　婴儿_____

检查者签名_____　　　年_____月_____日

生儿访视记录

姓名：_____姓别：_____出生日期_____出生体重_____克

出院日期_____满月增重_____克

访视日期					
实足日龄					
喂养	母乳				
	混合				
	人工				

续表

大便	次数				
	性状				
睡眠					
体重（克）					
体温					
皮肤					
前囟（厘米×厘米）					
头部					
眼					
口腔					
斜颈					
胸部	心				
	肺				
腹部	肝、脾				
	脐部情况				
外生殖器及肛门					
四肢（皮纹、肌张力）					
听力筛查	左				
	右				
其他					
处理及指导					
检查者签名					

Part 8 月子妈妈饮食巧安排

迎接新生命的到来是一件愉悦的事情，从宝宝诞生的那一刹那开始，身为母亲的责任便将延续一辈子了。所以，这里要提醒所有妈妈们，从产后开始，就要好好照顾自己的身体

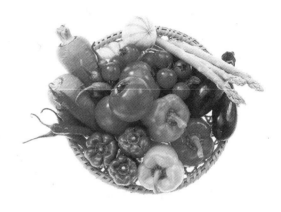

健康，维持身心平衡的状态，才能以有活力的体力跟快乐的心情，培育出健康聪明的下一代。

产后妈咪该怎么吃？这可是一门大学问。

宝宝的降临让妈妈的身体在短时间经历了剧烈的生理变化，同时生产过程极大地消耗母亲的体力，加上出血以及产后恶露排出也会消耗妈妈身体大量蛋白质。因此，妈妈在产后特别需要充分的休息以及丰富的营养，来补足体力，养足元气，尤其是亲自哺乳的妈妈们，其营养需求量以及各类营养素必须大幅度增加。

1 三阶段"月子餐"原则

整个"月子期"分为三大阶段，各个阶段的饮食重点均不相同。新妈妈要针对月子不同时期，健康科学地饮食，这样才有利于宝宝的成长和妈妈的恢复。

1.开胃为主的产后第一周：拒绝油腻，口味要清淡

不论是哪种分娩方式，新妈妈在最初几天里都会感觉身体虚弱、胃口比较差。如果这时强行吃下重油重腻的"补食"只会让胃口更加减退。在产后的第一周里，可以吃些清淡的荤食，如肉片、肉末、瘦牛肉、鸡肉、鱼等，配上时鲜蔬菜一起炒，口味清爽营养均衡。橙子、柚子、猕猴桃等水果也有开胃的作用。本阶段的重点是开胃而不是滋补，胃口好，才会食之有味，吸收也好。

(1)分娩后第一餐，如果没有什么特殊情况的话，稍事休

Tips 产后饮食禁忌

1.注意饮食卫生，以防患肠胃传染病。

2.哺乳妈妈要注意药物对宝宝的影响，最好按医生的建议服用。

3.油炸食物、脂肪高的食物不易消化，应少吃。

4.产后妈妈喂母乳，要注意避免吃到任何可能会造成宝宝过敏的食物。

5.哺乳妈妈不要抽烟，并避免吸入二手烟。

6.吃素者要按医生嘱咐，适当进行药补。

7.剖宫产的产妇，应根据医生的要求进食，多吃几天流质或半流质饮食，不要过多地食用厚腻味重之品，加重肠胃负担，引起腹胀、腹泻等症状。

息就可以进食了。产后的第一餐饮食应首选易消化、营养丰富的流质食物。如：糖水煮荷包蛋、蒸蛋羹、冲蛋花汤、藕粉等。

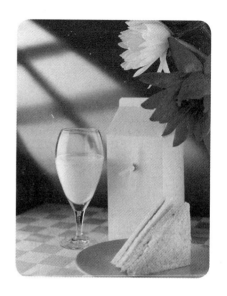

(2)分娩后1～3天，应吃容易消化、比较清淡的饭菜，如煮烂的米粥、面条、新鲜瘦肉炒青菜、鲜鱼或蛋类食品。不宜马上进补太过油腻或者加了米酒的料理。等肠胃正常、排泄也正常时(一般需要7天左右时间)，就可以用传统坐月子的食补，补充丰富的铁质、蛋白质、维生素等。

(3)产后3～4天，不要急于喝过多的汤，避免乳房乳汁过度淤胀。鸡蛋不宜吃得过多，1天吃3～4个足矣。

● 推荐菜式：

比如芦笋牛柳、菠萝鸡片、青椒肉片、茄汁肉末这样的家常小炒就非常合适。若能少吃白米，改吃糙米、胚芽米、全麦面包就更好了。

2.补血为主的产后第二周：多吃补血食物，并补充维生素

进入月子的第二周，妈妈的伤口基本上愈合了。经过上一周的精心调理，胃口应该明显好转。这时可以开始尽量多食补血食物，调理气血。苹果、梨、香蕉能减轻便秘症状又富含铁质，动物内脏更富含多种维生素，是完美的维生素补剂和补血剂。

● 推荐菜式：

比如麻油炒猪心、大枣猪脚花生汤、鱼香猪肝等，加入少许枸杞子、山药、茯苓等，也是不错的补血、补充维生素的食物。

3.进行催奶的分娩半月后：催乳好时机，不要舍弃汤料

宝宝长到半个月以后，胃容量增长了不少，吃奶量与时间逐渐建立起规律。妈妈的产奶节律开始日益与宝宝的需求合拍，反而觉得奶不涨了。其实，如果宝宝尿量、体重增长都正常，两餐奶之间很安静，就说明母乳是充足的。免不了有些妈妈会担心母乳是否够吃，这时完全可以开始吃催奶食物了。

催奶不应该只考虑量，质也非常重要。传统认为妈妈应该多吃蛋白质含量高的汤，据有关研究发现，被大家认为最有营养，煲了足足8小时才成的汤，汤里的营养仅仅是汤料的20%左右！所以科学的观点是汤汁要吃，料更不能舍弃。

● 推荐菜式：

比如鲫鱼汤、昂子鱼汤、猪手汤、排骨汤都是公认了很有效的催奶汤。如果加入通草、黄芪等中药，效果更佳。

2 素食新妈妈饮食原则

从营养学上来讲，我们还是主张产后新妈妈营养摄取一定要均衡，但新妈妈如果因某些原因一时难以改掉长期形成的素食习惯，那么，就应该在营养专家的指导下制定一个科学的营养摄取方案，特别是在生产后这一特殊阶段，这样就会使你在食物的选料和烹饪上多用心些，使自己从植物类食物中摄取的

营养素，可在一定程度上弥补素食带来的营养缺憾。一般来讲，应遵循以下的四个原则：

原则一：多豆少油

豆类富含蛋白质，是新妈妈产后恢复必不可少的营养素。另外，由于乳汁分泌的需要，新妈妈的身体对钙的需要量也很大，而豆类食品中含有更多的钙，所以膳食中要多补充豆类及豆制品。

但烹调用油一定要适量。炒菜时使用过量油脂，口味可能更浓厚些，但摄入过多的植物油脂一样会给身体造成负担，并造成产后肥胖。

素食新妈妈可以多吃一些坚果，如腰果、核桃、甜杏仁等，这些坚果内的油脂成分多样化，不易给身体造成负担，可以弥补不吃动物类脂肪的缺憾，而且还富含其他对身体有益的营养成分。

原则二：多粗少精

素食新妈妈的食谱更应该经常变换粮食的种类，比如在米饭内加五谷、燕麦等，吃全麦面包，这些都是均衡营养的好方法。

原则三：菜品多样

蔬菜是纤维素的主要来源，并且每一种蔬菜都有自己独特的营养，所以素食新妈妈每天应该至少吃3种以上的蔬菜，而且尽可能每天不同。不同颜色的蔬菜拥有不同的营养和食疗作用，如能搭配在每天的菜肴里会更健康。

绿色蔬菜：如芥菜、菠菜等。含有丰富的维生素C、维生素B$_1$、维生素B$_2$、胡萝卜素及多种微量元素，对高血压及失眠有一定的治疗作用，并有益肝脏。

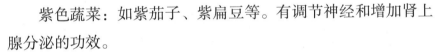

黄色蔬菜：如蒜黄、南瓜、胡萝卜等。富含维生素E，能减少皮肤色斑，调节胃肠道消化功能，对脾、胰等脏器有益。

红色蔬菜：如西红柿、红椒等。能提高食欲、刺激神经系统兴奋。

紫色蔬菜：如紫茄子、紫扁豆等。有调节神经和增加肾上腺分泌的功效。

白色蔬菜：如茭白、莲藕、竹笋、白萝卜等。可以调节视觉、安定情绪，对高血压和心脏病患者有一定的益处。

原则四：水果常新

传统坐月子有"产妇不宜吃水果"的说法，因为水果大多偏凉性，容易使脾胃受凉，影响新妈妈身体恢复。但现在大多数新妈妈身体素质都很好，所以没必要那么"娇气"了。只要不是性质特别寒凉的水果，素食新妈妈应该换着花样吃，这样才能摄取更全面的营养，不过，刚刚生完宝宝胃肠功能还有些弱，注意一次不要吃太多。

苹果：味甘、性平微凉。功效生津、解暑、开胃，含有丰富纤维素，可促进消化和肠壁蠕动，减少便秘。

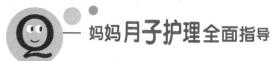

香蕉：味甘、性微寒。有清热、润肠的功效。含有大量的纤维素和铁质，有通便补血的作用。新妈妈经常卧床休息，常常发生便秘。再加上产后失血较多，需要补血，而铁质是造血的主要原料之一，所以新妈妈吃一些香蕉能防止产后便秘和产后贫血。

木瓜：味甘、性平。有舒筋活络、化湿和胃的功效，并可下乳。我国自古就有用木瓜来催乳的传统。营养成分主要有糖类、膳食纤维、蛋白质、B族维生素、维生素C、钙、钾、铁等。

桂圆：桂圆肉益心脾、补气血、安精神，是一种名贵的补品。产后体质虚弱的人，适当吃些新鲜的桂圆或干燥的桂圆肉，既能补脾胃之气，又能补心血不足。

3 产妇常用滋补品

产妇在生产过程中要消耗大量的能量，并且马上还有给宝宝喂奶的责任，所以对产妇进行适当的营养补充是极为重要的。

下面介绍几种适合给产妇进补的营养食物：

1.红糖

营养特点：含铁量高，给产妇补血。

营养作用：含多种微量元素和矿物质，能够利尿，防治产后尿失禁，促进恶露排出。

专家提醒：一般饮用不能超过10天。时间过长增加血性恶露，并且在夏天会使产妇出汗更多而体内少盐。

2.鸡蛋

营养特点：含蛋白质丰富而且利用率高，还含有卵磷脂、

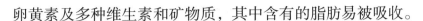

卵黄素及多种维生素和矿物质，其中含有的脂肪易被吸收。

营养作用：有助于产妇恢复体力。维护神经系统的健康。

专家提醒：每天吃4～6个已足够，过多会使蛋白质过剩而诱发其他营养病。

3.小米

营养特点：含较多的维生素B_1、维生素B_2和纤维素。

营养作用：帮助产妇恢复体力，刺激肠蠕动，增进食欲。

专家提醒：小米粥不宜太稀，而且在产后也不能完全以小米为主食，以免缺乏其他营养。

4.芝麻

营养特点：富含蛋白质、脂肪、钙、铁、维生素E。

营养作用：可提高和改善膳食营养质量。

专家提醒：选用黑芝麻要比白芝麻更好。

5.鸡汤、鱼汤、肉汤

营养特点：含有易于人体吸收的蛋白质、维生素、矿物质。

营养作用：味道鲜美可刺激胃液分泌，提高食欲，并还可促进泌乳。

专家提醒：因产妇易出汗和分泌乳汁，需水量要高于一般人，因此大量喝汤十分有益。

4 产后补血四大宝

妇女分娩后气血亏损，体质虚弱，面色苍白，有的可出现贫血和轻度贫血。因此，产妇膳食调理要有侧重。除了吃些鸡肉、猪肉、牛肉、鸡蛋外，在1～3个月内要常吃多吃富含铁的食物，如猪血、猪肝、黑木耳、大枣等。

铁是造血所需要的重要物质。含有能为人体吸收的血色素型铁的食物，具有良好的补血功能。含铁丰富的食物主要有以下几种：

1.猪血：猪血中含有人体不可少的无机盐，如钠、钙、磷、钾、锌、铜、铁等，特别是猪血含铁丰富。

2.猪肝：猪肝富含维生素A、维生素C、维生素B$_1$、维生素B$_2$，还含蛋白质、脂肪及钙、磷、铁等矿物质。

3.黑木耳：黑木耳含有蛋白质、糖，尤其富含钙、磷、铁。

4.红枣(大枣)：红枣味甘性湿，具有养血安神、补中益气之功。红枣的营养价值颇高，虽含铁量不高，但它含有大量的维生素C和维生素A，而缺铁性贫血患者往往伴有维生素C缺乏。

随手可得的植物性补血食品

补血食品	功效
金针菜	金针菜含铁数量是植物性食物中最大的，比大家熟悉的菠菜高了20倍，其他还有维生素A、维生素B$_1$、维生素C、蛋白质、脂肪及秋水仙碱等营养素，并有利尿及健胃作用。
龙眼肉	龙眼肉就是桂圆肉。每年夏季就有新鲜龙眼上市，这是民间熟知的补血食物。含铁质丰富，还含有维生素A、维生素B$_1$、葡萄糖、蔗糖等，能治疗健忘、心悸、神经衰弱之不眠症，龙眼汤、龙眼胶、龙眼酒也是很好的补血食物。
咸萝卜干	萝卜干本来就是有益的蔬菜，所含的B族维生素极为丰富，铁质含量很高。铁质含量超过除了金针菜之外的一切植物性食物。

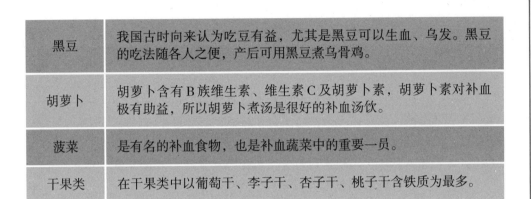

黑豆	我国古时向来认为吃豆有益，尤其是黑豆可以生血、乌发。黑豆的吃法随各人之便，产后可用黑豆煮乌骨鸡。
胡萝卜	胡萝卜含有B族维生素、维生素C及胡萝卜素，胡萝卜素对补血极有助益，所以胡萝卜煮汤是很好的补血汤饮。
菠菜	是有名的补血食物，也是补血蔬菜中的重要一员。
干果类	在干果类中以葡萄干、李子干、杏子干、桃子干含铁质为最多。

● 我们的建议：

1.产妇膳食中要常有猪血，既防治缺铁性贫血，又增补营养，对身体大有益处。

2.分娩妇女在吃富含铁的食物的同时，还要吃富含维生素C的食物，大枣正是起着这种非凡的作用。

5 月子食补小秘诀

1.猪肝适合在早上、中午食用。

2.鸡蛋黄中的铁质对贫血的产妇有疗效。

3.干贝有稳定情绪的作用，可治疗产后忧郁症。

4.猪蹄能补血通乳，可治疗产后缺乳症。

5.胡萝卜含丰富的维生素A、维生素C和B族维生素，是产妇的最佳菜肴。

6.猪腰有强化肾脏、促进体内新代谢、恢复子宫机能、治疗腰酸背痛等功效。

7.猪心有强化心脏的功能。

贴心提醒

Tips

1.有时药补不如食补，长期服用药物会引起不良副作用，也会发生消化障碍。同时，长久服用药物也会使人厌倦。唯有吃食物，不但津津有味，还能有多种变化来引起食欲。

2.有人以为常吃蔬菜类食物会贫血，这是错误的观念。植物性的食物，如紫菜、发菜、荠菜、黑芝麻、莲藕粉等，不但含有铁质、胡萝卜素及其他养分，还有容易消化吸收的优点。

8.鱼类含钙丰富，适合产妇食用。

9.鸡肫具有促进胃液分泌，帮助消化作用，胃胀无食欲的产妇应多吃。

10.虾子、鱼浆对需要哺乳的产妇是最好的食物，有开胃的作用，体力不佳的产妇应该多吃。

11.海参是零胆固醇的食品，蛋白质高，适合产后虚弱、消瘦乏力、肾虚水肿及黄疸的妈妈食用。

12.莲藕具有缓和神经紧张的作用，莲藕排骨汤可治疗坐月子期间的贫血症状。

13.糯米性味甘平，补中益气。

14.芝麻含钙高，多吃可预防产产妇钙质流失及便秘。

15.西芹纤维质高，多吃可预防产妇便秘。

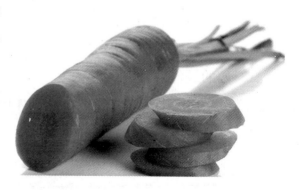

16.百合补虚润肺、镇咳止血、宁心安神，有滋补养神、美肌催奶等作用。

17.花生能养血止血，可治疗贫血出血症，并有滋养作用。

18.黑豆含有丰富的植物性蛋白质及维生素A、维生素C和B族维生素，对脚气、浮肿、腹部和身体肌肉松弛者也有改善功效。

19.红豆能健脾利湿、化瘀解毒，适用产后缺乳及恢复身材之作用。

6 吃好红糖过月子

按我国的民间习俗，产妇分娩后，都要喝些红糖水，只要适量，对产妇、婴儿都是有好处的。因为产妇分娩时，精力、体力消耗很大，失血较多，产后又要给婴儿哺乳，需要丰富的碳水化合物和铁质。红糖既能补血，又能供应热量，是较好的补益佳品。

红糖有益气养血、健脾暖胃、化食解疼之功，又有活血化瘀之效。产妇分娩后，元气大损，体质虚弱，吃些红糖有益气养血、健脾暖胃、驱散风寒、活血化瘀的功效。

Tips

红糖不宜多吃

1.产妇分娩后，过多食用红糖，会损坏牙齿；易引起阴道出血增加，导致慢性失血性贫血，或月经紊乱，造成不良后果。

2.喝红糖水时应煮开后饮用，不要用开水一冲即用。

● 我们的建议：

产妇食用红糖，时间应控制在产后7～10天之内，用量应适中。产妇长期连续不断地食用红糖，会使恶露增多，导致慢性失血性贫血，这样就会使红糖的"活血化瘀"之功变为危害健康之过了。

7 产后吃蛋有节制

鸡蛋含有丰富的蛋白质、脂肪、卵磷脂和钙、磷、铁及多种维生素，适合产妇食用。

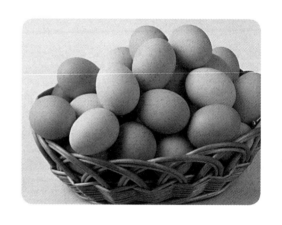

● 我们的建议：

产妇分娩后数小时，最好不要吃鸡蛋，应吃半流质或流质饮食。以后，每天吃鸡蛋3～4个就足够了。

Tips

吃鸡蛋不宜过多

1.吃蛋并非愈多愈好，鸡蛋吃得太多，不但吸收不了，还会影响对其他食物的摄取。

2.实际上，产妇食品保持多样化是最好的保健方法。

8 何时才能服人参

人参是一种大补元气的名贵中药。《神农本草经》中把人参列为"上品"。有些妇女在产后便迫不及待地立即服食人参，希望能以此来恢复体力。其实，这种做法是不科学的。

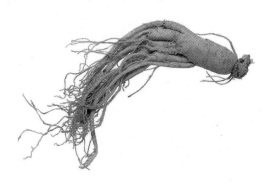

产后为什么不能立即服人参呢？主要有两方面的原因：

1.人参中含有作用于中枢神经及心脏、血管的人参皂甙及降低血糖的人参宁等多种化学成分，能够使人体产生广泛的兴奋作用。其中对中枢神经的兴奋作用能导致服用的产妇出现失眠、烦躁、心神不宁等一系列不适症状，使产妇不能很好地休息，从而影响产妇的体力恢复。

2.中医认为"气行则血行，气足则血畅"。人参是一味大补元气的中药，服用过多，可加速血液循环，这对刚分娩过孩子的产妇来说是很不利的，因妇女在分娩过程中，内外生殖器的血管多有损伤，服用人参不仅妨碍了受损伤的血管自行愈合，而且会加重出血，甚至发生大出血。

●我们的建议：

一般在产后的2～3周伤口已愈合，恶露明显减少或完全排尽时方可服用人参，但不宜一次服食过多。服用前最好先找医生诊治确定能否用人参及服用的剂量等，千万不可滥用。

9 产后补钙很重要

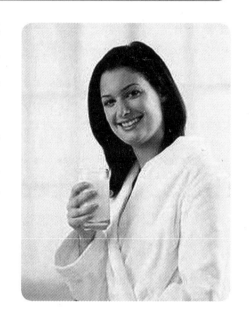

骨质疏松的问题现今成了每个女性要提防的健康杀手，尤其是产后妈咪以及停经女性，在骨质疏松的初期并不会有任何症状，但是骨质不断流失以后就会导致很大的健康问题，包括容易骨折、身高变矮、腰酸背痛、驼背等明显的症状，严重时还会影响妇女的生活品质。

另外，婴儿吸收钙的主要来源是母亲的乳汁。正常母亲乳汁中含有的钙对孩子的成长是足够的，但如果母亲体内的钙得不到及时补充，宝宝得佝偻病的几率就会远高于母亲乳汁钙含量正常的孩子。

●我们的建议：

母亲必须从外界重新摄取钙，最好是一天补上2克的钙。哺乳妈妈们通过可以吃钙片，喝牛乳、骨头汤等来补钙。

10 产后滋补不过量

孕妇在分娩后，为了补充营养和有充足的奶水，一般都非常重视产后的饮食滋补。常常是鸡蛋成筐，水果成箱，罐头成行，天天不离鸡，顿顿有肉汤。其实，这样大补特补，既浪费钱财，又有损于健康。

产后滋补过量的坏处主要的以下两点：

1.产妇营养太丰富，必然使奶水中的脂肪含量增多。如果婴儿肠胃能够吸收，也易造成肥胖。如果婴儿消化能力较差，不能充分吸收，就会出现脂肪泻、长期慢性腹泻，还会造成营养不良。

2.滋补过量容易导致肥胖，而肥胖又会引发各种疾病。据统计，肥胖者冠心病的罹患率，是正常人的2～5倍，糖尿病的发生可高出5倍。

11 产后能不能喝茶

产妇经分娩以后体力消耗很大，气血双虚，产后应卧床休息，以利体力恢复。平时宜多进汤汁类饮食，以增加乳汁的分泌，但产后不宜喝茶。因为，茶叶中含有鞣酸，它可以与食物中的铁相结合，影响肠道对铁的吸收。同时，茶内的咖啡因使人精神振奋，不易入睡，影响产妇的休息和体力的恢复。

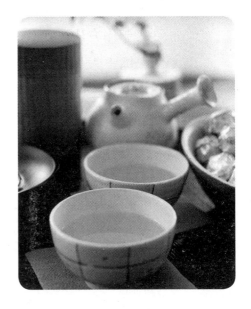

12 月子滋养五样粥

1.小米红糖粥

原料：小米100克。

调料：红糖适量。

● **制作方法：**

将小米淘洗干净，放入锅内，一次加足水，以旺火烧开后，转小火煮至粥黏稠。

食用时，放入适量红糖搅匀，盛碗即可(注意不要加碱，因为碱会破坏小米中所含的水溶性维生素)。

2.木耳粥

原料：大米100克，黑木耳30克。

调料：食盐和水等适量。

● **制作方法：**

(1)拣去大米中的杂物，洗净，用开水把木耳泡软后，洗净、去蒂，把大朵的木耳撕成小块。

(2)把锅置火上，放水烧开，倒入大米，用旺火煮开后，改小火熬煮30~40分钟。

(3)米粒涨开时，下木耳拌匀，以小火继续熬煮5~10分钟，至米粒开花、汤汁黏稠即成。

(4)也可改用银耳，即为银耳粥，食用时可加适量糖。

3.海带粥

原料：大米100克，海带50克。

调料：熟猪油25克，食盐和葱花、陈皮等适量。

● 制作方法：

(1)去出大米中的杂物，淘洗干净；洗净海带泥沙和黏液，切成2厘米见方的块或花色形状的块。

(2)把锅放火上放水烧开，放入陈皮、海带(为使海带变酥可加少量碱)，用旺火烧开后，煮沸约10分钟，再

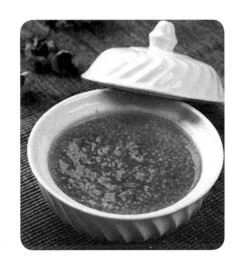

下大米和适量熟猪油，开锅后用小火继续熬煮40~50分钟，

(3)待米粒开花、海带变酥，放适量盐和葱花，搅拌均匀即成。

4.黑芝麻粥

原料：大米200克，黑芝麻60克。

调料：白糖适量。

● 制作方法：

(1)拣去黑芝麻中杂物，淘洗干净、晒干、放锅内炒熟，压成碎末。

(2)淘洗干净大米，放锅内，加适量清水，用大火烧开后，转微火熬至米烂粥稠时，加入黑芝麻末，待粥微滚，放入白糖，盛碗即成。

5.骨汤花生粥

原料：大米100克，花生米100克，香菜50克。

调料：熟猪油20克，香油、食盐等适量。

● 制作方法：

(1)拣去大米中杂物，淘洗干净；洗净猪骨，敲断成小块，把花生米放入碗内，用开水浸泡15～20分钟，剥去外皮；择洗干净香菜，切成小段。

(2)把锅放火上，放入猪骨块、熟猪油和适量水，用旺火烧开后，继续烧煮约1小时，至汤色变白时，捞出猪骨，下大米和花生米，用旺火烧开，改小火继续熬煮40～50分钟。

(3)见米粒开花、花生米软酥时，放适量盐搅拌均匀即成，食用前再分别淋香油，撒香菜段即可。

13 产妇喝汤有讲究

妇女分娩以后，家里人免不了要给产妇炖一些营养丰富的汤。这不但可以给产妇增加营养，促进产后身体的恢复，同时可以催乳，使孩子得到足够的母乳。

● **产妇喝汤有如下好处：**

1.促进乳汁分泌。

2.促进子宫收缩，排净恶露。

3.缓和子宫平滑肌的作用，减少子宫缩腹痛。

4.补血、止血。

5.利尿消炎，预防伤口感染与产褥热。

● **我们的建议：**

产妇喝汤，一般应在分娩1周后逐渐增加，以便与宝宝进食量渐增相协调。几种美味滋补汤推荐：

1.团鱼汤

原料：团鱼(鳖)1000克，苹果5克，羊肉500克。

调料：生姜、味精各5克，食盐10克，胡椒0.5克。

● **制作方法：**

(1)团鱼(鳖)放入沸水锅中烫死，剁去头爪，揭去鳖甲，掏出内脏洗净。羊肉洗净备用。

(2)将团鱼肉、羊肉切成2厘米见方的小块，放入铝锅内，加苹果、生姜及水适量，置大火上烧开，移至小火炖熬至熟。

(3)加入食盐、胡椒粉、味精即成。

(4)可佐餐，亦可单食。

功效：从药性而言，团鱼偏凉，羊肉偏温，两者相合则药性较为平和，共具滋阴养阳、补气养血，对气血阴阳均有滋益之功，对于产后母体无明显病变者补益之效尤佳。

2.乌鸡白凤汤

原料：乌骨鸡1只(约1000克)，白凤尾菇50克。

调料：黄酒10克，葱、姜、味精各5克。

● **制作方法：**

产妇喝汤有讲究

Tips

1.有的人在宝宝哇哇落地后就给产妇喝大量的汤，过早催乳使乳汁分泌迅速增多，造成产妇乳胀。

2.有人给产妇做汤，认为越浓、脂肪越多，营养就越丰富，实际上这样做很不科学。产妇吃了过多的高脂肪食物，会增加乳汁的脂肪含量，婴儿对这种高脂肪乳汁不能很好吸收，容易引起腹泻，损害婴儿身体健康。同时，产妇吃过多高脂肪食物，很少吃含纤维素的食物，会使身体发胖，失去体型美。

(1)鸡宰后去血，清水煮至90℃左右，见四周冒水泡时，加入一匙盐离火，浸入鸡，见鸡毛淋湿，提出脱净毛及嘴尖、脚上硬皮，剪去尖，剪开鸡屁股，开膛取出内脏，用水冲洗干净。

(2)清水加姜片煮沸，放入鸡，加上黄酒、葱结，用小火焖煮至酥，放入白凤尾菇，调味后沸煮3分钟起锅食用。

功效：乌骨鸡滋补肝肾的效用较强，食用本品可补益肝肾、生精养血、养益精髓、下乳增奶，对于产后补益之功、增乳之效尤妙。

3.花生猪脚汤

原料：猪脚一只，花生200克，姜片、葱适量。

调料：盐、八角、酒少许。

● 制作方法：

(1)猪脚切块洗净，氽烫过，备用。葱洗净、切段。

(2)将猪脚、花生、姜、葱、八角、酒同时放入锅中，加水，先以中火煮滚，转小火续煮1个小时，等熟烂，调味后即可。

功效：帮助产后体虚、便秘等症状的康复，而且能有效地帮助母乳分泌。

4.金针鱼汤

原料：干金针10克、虱目鱼100克。

调料：盐、味精、酒、白醋、姜汁少许。

● 制作方法：

(1)干金针打结后泡冷水备用。

(2)虱目鱼去鳞、内脏后洗净，每条鱼切成4段。

(3)将虱目鱼、金针、姜、酒、味精、盐同时放入锅中，加水，用慢火炖煮半个小时即可。

(4)食用之前洒入1大匙白醋，使味道更鲜美。

功效：金针鱼汤、含有丰富的蛋白质，对母体非常有帮助。

5.猪蹄瓜菇汤

药材：红枣30克，黄芪、枸杞子各12克，当归5克。

材料：猪前蹄1只，丝瓜300克，豆腐250克，香菇30克，姜5片，盐少许。

● 制作方法：

(1)香菇洗净泡软去蒂，丝瓜去皮洗净切块，豆腐切块备用。

(2)猪前蹄去毛洗净剁块，入开水中煮10分钟，捞起用水冲净、黄芪、当归放入过滤袋中备用。

(3)锅内入药材、猪蹄、香菇、姜片及水10杯，以大火煮开后，改小火煮至肉熟烂(约1小时)，再入丝瓜、豆腐续煮5分钟，最后加入盐调味即可。

功效：养血、通络、下乳，适用于产后体质虚弱，乳汁不足者。

14 水果蔬菜保平安

长期以来，人们认为水果、蔬菜较生冷，产后进食会对肠胃产生不良影响，不宜食用，其实这是一种错误的看法。

产妇由于产时失血、生殖器损伤及产后哺乳等需要，应得到大量全面的营养，除了多食肉、蛋、鱼以外，蔬菜水果也是不可缺少的。多吃水果蔬菜的好处有几下三点：

1.各种新鲜蔬菜以及鲜枣、桔柑、橙柚、草莓、柠檬、葡萄、苹果、蕃茄等水果中都含有维生素C，尤其鲜枣中含量高。

吃水果蔬菜有讲究

Tips

1.小黄瓜、大白菜、梨等生冷的食物副品，会造成腹泻、拉肚子，产妇不宜食用。

2.水果不要太凉，刚从冰箱拿出来的水果要放在室温里过一会儿再吃。吃时要注意清洁，清洗或去皮后再吃，以免发生腹泻。有的人怕凉，也可切成块，用开水烫一下再吃，也可加些糖吃，最好不要煮沸，以免破坏水果中的维生素。

2.油菜、藻菜、芹菜(尤其是芹菜叶)、雪里红、荠菜、莴苣含有铁和钙较多。

3.荠菜、胡萝卜、苋菜和莴苣叶中含胡萝卜素较多。

● 我们的建议：

1.产妇适当多吃蔬菜有益无害。

2.饭后可吃些水果，如苹果、橘子、香蕉等。

15 产妇适宜食用的蔬菜

1.莲藕

莲藕含有大量的淀粉、维生素和矿物质，营养丰富，清淡爽口，是祛淤生新的佳蔬良药，能够健脾益胃，润躁养阴，行血化淤，清热生乳。

产妇多吃莲藕，能及早清除腹内积存的淤血，增进食欲，帮助消化，促使乳汁分泌，有助于对新生儿的喂养。

2.黄花菜

黄花菜含有蛋白质及矿物质磷、铁、维生素A、维生素C，营养丰富，味道鲜美，尤其适合做汤用，它还有消肿、利尿、解热、止痛、补血、健脑的作用。

产褥期容易发生腹部疼痛、小便不利、面色苍白、睡眠不安，多吃黄花菜可消除以上症状。

3.黄豆芽

黄豆芽含有大量蛋白质、维生素C、纤维素等。

产妇食用可防止便秘。

4.海带

海带含碘和铁较多。碘是制造甲状腺素的主要原料，铁是制造血细胞的主要原料。

产妇多吃海带，可以预防贫血，增加乳汁中碘和铁的含量。新生儿吃了这种乳汁，有利于身体的生长发育。

5.莴笋

莴笋是春季主要蔬菜之一，其中含有多种营养成分，尤其含钙、磷、铁等矿物质较多，能助长骨骼、坚固牙齿。

中医认为，莴笋有清热、利尿、活血、通乳的作用，尤其适合产后少尿及无乳的人食用。

16 饮食康复样样灵

产妇的产后饮食关系到宝宝和妈妈两个人的健康，为了促进妈妈产后更快、更好地恢复健康，特选择几个做法简便、对产妇有益的菜谱，来帮助妈妈们"吃出健康"来。

1.山楂煮粥

山楂15克，大米60克，红糖10克。先将山楂加水煎煮取浓汁加入大米、红糖煮成粥食用。

具有开胃消食、活血化瘀的功效，适宜于产后恶露不尽、腹部疼痛、食欲不振等。

2.柏子仁粥

柏子15克，粳米50克，文火煮粥，食用前加蜂蜜15克，每日分2次服用，可安血养神。

适用大便秘结、失眠多梦者。

3.鲫鱼烧通草

活鲫鱼1尾(100～120克)，通草10克，将鲫鱼去鳞和内脏，洗净，同通草一齐加水煮至鲫鱼熟烂，吃鱼喝汤。

可治疗产后缺少乳汁。

4.猪蹄葱白煮豆腐

猪蹄1只，葱白2节，豆腐60克，黄酒30毫升，将猪蹄洗净切开，与葱白、豆腐同放砂锅内加水适量，文火煮30分钟，再倒入黄酒，加适量食盐后饮汤食用。

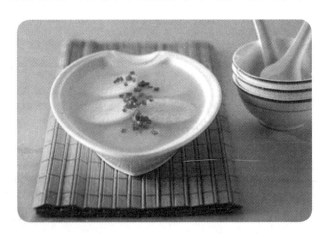

适用于乳房胀痛、肝郁气滞、乳汁不通者。

5.当归生姜羊肉汤

当归、生姜各15克，羊肉250克，将羊肉切成小块，同当归、生姜放入瓷罐中，加水500毫升,用旺火炖至羊肉熟烂食用。

用于分娩后小腹持续疼痛者。

6.龙眼肉煮粥

龙眼15克，红枣15克，粳米50～100克，一起煮粥，加红糖少许调味，每日服2次。

能安神养心，健脾补血，适用于产后贫血、心悸失眠、体质虚弱者。

7.何首乌煮粥

何首乌30克，红枣15枚，粳米50～100克，先将何首乌煎取浓汁去渣。粳米，红枣同入砂锅内，文火煮成粥。将稠时放入糖少许，溶解以后即可食用，每日服2次。

能补气血，益肝肾，适用于产后血虚、眩晕耳鸣、腰膝酸痛、大便干结、头发稀疏。

8.黑木耳红枣粥

黑木耳15克，红枣15枚，粳米50～100克。黑木耳用温水泡发洗净，三者一并煮熬成粥，放入冰糖或红糖。每日服2次。

能益心补血，适用于产后失血较多、头晕目眩、唇白甲淡、面色发白、脱发患者。

9.苏木益母草煲鸭蛋

苏木9克，益母草30克，青皮鸭蛋2个，将三味加水同煮，待鸭蛋煮熟后去壳再煮2～3分钟，喝汤吃蛋。

用于产后腹痛等症。

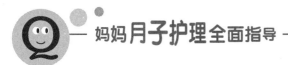

17 小问题，大学问

产妇为什么不宜常喝麦乳精？

麦乳精营养丰富、味道可口，是一些老小病弱者常用的营养佳品。有的产妇为了补充营养，就在产后大量饮用麦乳精；一些亲友去看产妇，也给带去麦乳精，希望产妇吃了有利于健康。

其实，产妇在哺乳期间常喝麦乳精是不科学的。麦乳精的主要成分是麦芽糖、乳制品和糖精，其中麦芽糖多麦芽中提取，而麦芽会抑制乳腺分泌乳汁。中医历来把麦芽做为"回乳"的主要用药。

产妇多吃巧克力好吗？

有的产妇为了增加营养，尽快恢复身体健康，便食用很多巧克力，这是不对的。产妇吃过多的巧克力会影响食欲，会使身体发胖。同时，巧克力所含的可可碱会渗入母乳，宝宝吃奶后，可可碱便在婴儿体内蓄积，使婴儿消化不良，睡眠不稳，哭闹不停。

月子食物，为什么要慎用料酒？

料酒可以活血，有助于排恶露。但若恶露已经干净，食物仍然用酒烹调，可能导致产妇子宫不收缩、淋漓不尽。

产后为什么忌吃辛辣温燥食物？

辛辣温燥食物可助内热，使产妇上火，出现口舌生疮、大便秘结或痔疮等症状。而且母体内热可通过乳汁影响到婴儿，使婴儿内热加重。因此，产妇饮食宜清淡，尤其在产后5～7天之内，应以米粥、软饭、面条、蛋汤等为主，不要吃过于油腻之物，特别应忌食大蒜、辣椒、胡椒、茴香、酒、韭菜等辛辣温燥食物。此外，还应忌食生冷、坚硬食品，以保护脾胃和防止牙齿松动。

产后强身增乳，为什么不能多食母鸡？

母鸡，尤其是老母鸡，一直被认为营养价值高，能增加体质，增进食欲，促进乳汁分泌，是产妇必备的营养食品。但实际上，多吃母鸡不但不能增乳，反而会出现回奶现象。

相反，产妇食用公鸡，会使乳汁增多。同时，公鸡所含脂肪较母鸡少，产妇不易发胖。但是，如发现乳头不通，即乳房发胀而无奶时，切勿吃公鸡发奶，否则可能会引起乳腺炎。

有人提倡产妇一天吃8个鸡蛋，说是增加营养，对吗？

我们知道鸡蛋里含的主要是蛋白质，产妇一天吃多少个鸡蛋最合适呢，没有有硬性的规定，但是8个鸡蛋肯定是多了。哺乳期间确实应该多摄入一些蛋白质，但是蛋白质摄入不应单纯是鸡蛋，像一些瘦肉，或者一些海鲜食品，虾、鱼类，甚至植物蛋白，都是可以在哺乳期采用。你可以每天吃2个鸡蛋，3个、4个也可以，还可以吃瘦肉、海鲜类的食品，营养更为丰富。

月子一定要喝酒吗？

有些地方的风俗习惯是产妇月子期间要喝酒。但是，科学告诉我们，哺乳期产妇，除了不要吸烟以外，还不要喝酒。因为喝了酒以后，也会通过乳汁影响到孩子。虽然偶尔喝一两口酒或者一小杯红葡萄酒，不会有很大影响，但最好还是不喝酒。

月子里要少吃盐，为什么？

为了利于产妇体内水分的排出，防止水肿等情形，月子期间建议采用"限钠"饮食，在饮食中尽量不要有加工的腌渍物及过量盐。过多的盐会造成身体中过多的水而加重了肾脏的负担，但是人体又不能缺乏盐分。盐内含有人体所需的钠，如果人体血中的钠过低会有头晕、低血压、恶心、呕吐、无食欲、乏力等情形，因此在正常饮食中，每日盐含量以不超过8～10克(含所有食盐、酱油及其他的加工食品)为宜。

可不可以吃凉水果？

很多人对产妇吃东西有些误区，认为产妇不能吃水果。实际上，产妇是可以吃水果的，比如说像苹果、柑橘类、西瓜、香蕉等。但，最好不要吃从冰箱里拿出来的冰冷食物，吃室温下的水果是完全可以的。

Part 9 月子妈妈，哺乳最美丽

上帝创造万物，产后的母体能自然分泌出最适合宝宝生长所需的乳汁。母乳是保障婴儿健康发育成长，促进婴儿早期智力开发最为理想的营养佳品，具有其他任何代乳品都无可替代的作用，即使以最昂贵的价格买最好的代乳品，也不能与母乳媲美。为了托起未来的希望，给孩子哺乳吧！

产妇正常下奶后，每天可以分泌700～1000毫升乳汁，足够喂养自己的宝贝！专家说：为了宝宝的健康，千万不要轻言放弃母乳喂养！

乳汁不是自动分泌的，而要有宝宝的吸吮刺激。越吸吮，奶水就越多，所以，产妇要多给宝宝喂母乳！增加喂奶时间和次数，奶量就会逐渐跟上来。

新生儿在第一个月，每天至少要喂奶8～12次。切记：不管遇到多大困难，不要妥协，不要给宝宝奶瓶。一旦给了奶瓶，喂母乳之路只会离你越来越远！

1 母乳，上天赐予的礼物

上天赐予了妈妈"母乳"，这个最符合宝宝生理需求且最完整的食物，来特别关照宝宝的成长和健康。

母乳喂养的好处主要有以下几点：

1.母乳是最理想的婴儿食品，母乳中所含的营养，无论在质或在量方面都比其他奶品更符合婴儿的需要。

2.吃母乳最安全、最卫生，没有冲泡消毒的麻烦，婴儿容易消化吸收，又不会发生肠胃不适。

3.母亲产后最开始分泌的量少微黄乳汁称为初乳，含有丰富营养和抗体，可增强婴儿对疾病的抵抗力及帮助胎便排出。

4.母乳中所含免疫物质可维持到产后4~6个月，能帮助婴儿抵抗疾病。

5.用母乳喂哺自己的孩子，让孩子感受到母爱的温暖，有利于宝宝情绪的稳定和心理健康发展，更可以增进母子的亲情。

6.婴儿吃母乳可帮助产后母亲子宫的收缩，促进产妇身体的复原，更会减少产妇罹患乳癌的机会。

7.母亲喂奶每天消耗一定的热量，对产后恢复身材有帮助。

●我们的建议：

1.为了把孩子培养成健壮的人，母乳喂养得从初乳开始。即使不愿哺育母乳的母亲，也应该把宝贵的初乳哺育给宝宝。初乳是母乳中的"精品"，必须让新生儿及时吮吸。妈妈们千万不要抛弃浓缩了天地之精华的初乳啊！

2.母乳喂养应至少坚持到产后4个月，在这4个月时间内，

Tips

母乳喂养有助于减肥

　　妈妈不用担心母乳喂养会影响体形。母乳喂养时，各种营养素分泌增加，消耗的热能随之增加，包括脂肪等也随之消耗，对减轻母亲的肥胖还能起到一定的作用。一般只要在月子里不暴饮暴食，妈妈的体形在产后会逐渐恢复。

不必加任何食物和水及其他饮料，完全由母乳喂养。婴儿满4个月后，不论母乳量分泌多少，应开始给孩子慢慢添加辅助食品，如蛋黄、菜泥等，以预防贫血，并为以后断奶做准备。

　　如果母乳不够，可采取混合喂养，以母乳为主，添加牛奶或其他代乳品。

2 妈妈哺乳，姿势有讲究

　　为使母乳喂养成功，学会和掌握哺乳技巧是十分重要的。这些技巧包括母亲正确的哺乳姿势和体位等。

　　● 姿势要领：

　　1.体位舒适：喂哺可采取不同姿势，重要的是让母亲心情愉快、体位舒适和全身肌肉松弛。

　　2.母婴必须紧密相贴：无论婴儿抱在哪一边，母亲应将婴儿抱在胸前，使婴儿的胸腹部贴着母亲的胸部，并使婴儿的口唇和母亲的乳房维持在同一水平上。

　　3.防止婴儿鼻部受压：保持婴儿头和颈略微伸展，以免鼻部压入弹性乳房而影响呼吸，但也要防止头部与颈部过度伸展造成吞咽困难。

4.母亲手的姿势：应将拇指和四指分别放在乳房上、下方，托起整个乳房喂哺，避免"剪刀式"夹托乳房(除非奶流过急、婴儿有呛溢时)，以免阻碍婴儿含住大部分乳晕。

● **常取姿势：**

1.侧卧哺乳：躺于床上侧身喂哺母乳，可放一枕头于背部支托身体，将宝宝抱靠近身体喂哺，可在宝宝身下垫置小毯抬高宝宝，让喂奶更为轻松。也可取仰卧位喂乳。

2.坐位喂乳：椅子高度合适，并设有把手用于支托婴儿，椅子不宜太软。椅背不宜后倾，否则使婴儿含吮不易定位。喂哺时，母亲应紧靠椅背，促使背部和双肩处于放松姿势。足下可添加脚凳，以帮助身体保持舒适、松弛。坐位喂乳有2种方式：

(1)方式一：腿上放一枕头以支托环保宝宝的手臂，将宝宝头枕于肘臂上，这样喂奶时较为轻松。

(2)方式二：腿上放一枕头以支托环保宝宝的手臂，用手掌支托宝宝头颈，用肘臂夹托宝宝身体，也较为轻松。

3 母乳喂养的具体方法

初为人母的妈妈应尽量采用母乳喂养小宝宝。对新生儿不必硬性规定多长时间喂一次奶，只要宝宝想吃，可随时喂哺。每次授乳时间约20分钟，每边乳房喂5～10分钟。

喂奶步骤如下：

1.妈妈先洗手，以免将细菌带给婴儿或至乳头。

2.用温水轻抹乳头及乳晕，然后用热毛巾敷3～5分钟，同

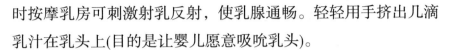

时按摩乳房可刺激射乳反射，使乳腺通畅。轻轻用手挤出几滴乳汁在乳头上(目的是让婴儿愿意吸吮乳头)。

3.妈妈选择一个舒适的姿势：若妈妈是剖宫产，可以选择侧卧位。一般情况下，宜采用坐位喂哺。

4.用食指和中指，引领乳头到宝宝嘴边，避免宝宝鼻孔太贴近乳房，妨碍呼吸。

5.用乳头触动宝宝的嘴角，当宝宝的嘴巴张大时，顺势把乳头和大部分乳晕都塞入他的小嘴。只有这样，才能使宝宝有效地吮吸，妈妈的乳头也不会发生疼痛和破损。

6.如要停止喂哺，可用小指头轻勾宝宝嘴角，宝宝即会停止吸吮及松开乳头。

7.宝宝吸净一边乳房后，可挤出少许乳汁均匀地涂在乳头上以保护乳头表皮，然后将婴儿竖直，头部紧靠在母亲肩上，用手掌轻拍背部，帮助宝宝将胃内空气嗝出。这时可让宝宝再吸吮另一边乳房。当宝宝吃饱时，他会自动停止吸

贴心提醒

Tips

1.喂奶时，可播放宝宝和你都喜欢的音乐，在愉快舒服的气氛下轻松喂哺。

2.喂哺母乳的宝宝在4个月之前不用添加任何食物包括水。因为母乳中已含有80％的水分。只要奶量充足，宝宝不会发生缺水的情况。

3.宝宝吸吮母乳要费一定力气，因此不要用橡皮奶嘴进行喂哺。如果宝宝习惯吸吮不费力的橡皮奶嘴后，就不愿意再费力吸吮母乳，这种情况叫奶头错觉。

吮，表示他已经饱了。

8.哺乳后一般应让婴儿保持右侧卧位休息，以防止呕吐和造成窒息。

4 乳汁充沛，技巧最关键

乳房是非常精细的供需器官，婴儿吸吮次数越多，即需要多，乳汁分泌也就越多。排空乳房的动作类似于婴儿的吸吮刺激，可使乳汁分泌增加。

要使母亲始终保持有充沛的乳汁，必须注意以下几点：

1.早接触、早吸吮：在宝宝出生后的30分钟内，让宝宝吸吮母亲的乳头。

2.按需哺乳：分娩后，让宝宝按需哺乳，即宝宝饿了随时让他吃，不要硬性规定时间。只要母亲感觉乳房胀满或孩子睡眠时间超过3小时，就可以把宝宝叫醒喂奶。

3.掌握喂哺技巧：无论是躺着喂、坐着喂，母亲全身肌肉都要放松，体位要舒适，这样才有利于乳汁排出。宝宝的胸腹部要紧贴母亲的胸腹部，下颏紧贴母亲的乳房。母亲将拇指和四指分别放在乳房的上、下方，托起整个乳房(成锥形)。先将乳头触及婴儿的口唇，在婴儿口张大、舌向外伸展的一瞬间，将婴儿进一步贴近母亲的乳房，使其能张大嘴把乳头及乳晕的大部分吸入口内。

4.不用奶瓶，不喂糖水和牛奶：用奶瓶喂养与母亲哺乳时婴儿口腔内的运动情况是不同的。奶瓶的橡皮奶头较长、开

Tips 贴心提醒

1.每次哺乳后能挤出多量的乳汁，对母亲是一种最好的精神安慰。这可以表明你的奶量是绰绰有余的，不必再给宝宝添加牛奶等辅助食品。

2.注意调整乳母的膳食结构。

3.药物催乳应在医生指导下运用。可以运用民间催乳食疗方，如鲜鲫鱼熬汤、猪蹄炖花生米、酒酿鸡蛋花汤等。

口较大，塞满了婴儿整个口腔，婴儿只需用上、下唇轻轻挤压橡皮奶头，不必运动舌头，液体就会流入口内。而吸吮母亲乳头时，婴儿必须先伸出舌头，卷住乳头拉入自己的口腔内，使乳头和乳晕的大部分形成一个长乳头，然后用舌将长乳头顶向硬腭，用这种方法来挤压出积聚在乳晕下(乳窦中)的奶汁。所以，千万注意，不要用奶瓶及橡皮奶头进行喂养。

正常新生儿出生时体内已储备了一定的水分和热量，初乳虽然量不是很多，但只要婴儿频繁地吸吮，还是完全能满足婴儿需要的。因此，不必担心初乳量太少会饿坏婴儿，更不要用奶瓶给孩子喂糖水或牛奶，因为这种做法恰恰会妨碍日后母乳喂养的顺利进行。

5.早期乳房排空：母亲在每次充分哺乳后应挤净乳房内的余奶。手工挤奶的方法为：在离乳头二横指(约3厘米)处挤压乳晕，并从各个方向朝着乳头依次挤净所有的乳窦。在产后最初几天起就要做此项工作。

5 怎样正确挤奶

　　哺乳期间，如果乳汁很充沛，婴儿一次吃不完，那么新妈妈就需要把乳汁挤出来，存放好留着婴儿下次吃。或者有的新妈妈要外出，也可以把乳汁提前挤好，存放着给婴儿吃，下面我们为新妈妈介绍两种挤奶的方法。

　　1.手工挤奶

　　(1)挤奶前，将双手彻底洗净。

　　(2)选择一个舒服的姿势，站着或坐着都可以。

　　(3)将干净的容器紧靠乳房。

　　(4)拇指放在乳头上方乳晕边，食指和中指放在乳头下方乳晕边。轻轻向胸口压下，然后再把拇指和手指往前挤出。两手在每个乳房上，不断重复旋转，压挤所有的乳腺。

　　(5)当奶水自乳房流出量减少成滴状时，就要换至另一边的乳房。依照同样方法挤出奶水。

　　(6)将挤出的奶放到洗净、晾干的容器中密封，在容器外详细标示挤奶日期、时间。

　　2.挤奶器挤奶

　　(1)挤奶器在使用前、后都要彻底清洗，如果厂商有建议要消毒的话，就进行杀菌消毒。

　　(2)以温水湿润吸乳罩和吸乳口，再将此罩覆盖在乳房上，让乳头在罩内的中间开口处，将身体稍微前倾，使乳房更容易紧贴吸乳罩。

　　(3)来回推拉挤奶器的唧筒，使乳房里的奶水流出，同时，按摩乳房也可帮助奶水流出。

(4)当奶水流量减少至滴状时，小心地松开接合处，用清洁的干布擦拭乳房，再以相同的步骤挤出另一边乳房的奶水。

(5)挤出奶水之后，将奶水置于清洁、干燥(最好消毒过)的容器内，并在容器上标示奶水收集的日期、时间。

(6)挤奶器在使用之后，应依制造厂商的指示清洗，再收起。

6 怎样贮存挤出的母乳

1.工具准备

(1)将装着母乳的容器放至公司冰箱，或是你自己预先准备的"冰桶"中。

(2)如果使用的是保温瓶，可在一早便将冰块置入，出门上班前再将冰块倒出，如此保温瓶便处于冰凉状态，你只需将装着母乳的容器直接放进去即可。

(3)如果使用的是保温箱，可在底部铺些冰块，再将容器置于上面即可。

2.运送母乳

(1)下班后运送母乳的过程中，小冰桶以冰块覆盖，以保持低温。

贴心提醒

Tips

1.冷冻室解冻但未加热的奶水，室温下4小时内可使用；冷藏室中24小时内可使用，但不可再冰冷冻。

2.冰冻母乳，应在容器内留有空隙，防止奶结冻后膨胀溢出。

3.贮存的母乳量最好相当于孩子吃一次的奶量。

(2)到家后，将母乳放进冰箱。

3.贮存时间

(1)刚挤出的母乳(成熟乳)，在室温下(阴凉处)可以存放6～10小时(如果是初乳，则最多可放24小时)。

(2)如果放入冷藏室中，大约可以保持3～5天。

(3)如果要让母乳存放更长的时间，可以将挤出的母乳冷藏后再放到冷冻室中存放，这样大致可存放3～4个月。

4.加热母乳

温热奶时，将母乳从冰箱取出后，将奶放在盛有温水的碗中(温度不要超过60℃)，让母乳达到适温之后，再装入奶瓶中喂食。如是冷冻母乳，则要求先以冷水退冰，再用热水隔水温热。注意不可直接加热(如直接在炉火上加热)或用微波炉加热。热水复温后，如宝宝喝后有剩余，应倒掉。

7 产后乳汁不足怎么办

产后乳汁不足是指产后乳汁分泌不足，不能满足小婴儿生长发育的需要；产后缺乳是指产后乳汁分泌甚少乃至全无。

产妇乳少或缺乳，常有一些全身不适的表现，如乳房胀满、精神抑郁、胸闷纳差等，这是由于产妇的恼怒、忧郁、悲伤等情绪波动，使催乳素分泌减少，乳汁分泌受到抑制。

母乳不足的原因：

1.是否经常哺乳，添加水或牛奶等。如果婴儿喝了配方奶、水或是果汁，就会减少吃母乳时的吸吮刺激，从而使母乳量不能跟上来。

2.妈妈和宝宝有否生病。

3.妈妈的乳头有否异常。

4.妈妈喂哺技巧掌握的熟练程度。

5.妈妈的饮食、休息和对哺乳的信心。

●我们的建议：

1.促进乳量增多最有效的方法是增加对乳头的刺激。

2.新生儿在前2～4周，每天至少要喂奶8～12次，要尽量避免喂奶瓶。

3.坚持按需哺乳和夜间哺乳。正确掌握喂哺技巧，做好乳房保健，合理营养和休息，不要给婴儿过早添加辅食。

4.乳量的多少，与产妇的营养有直接关系，产后应给高蛋白、高热量、高维生素饮食，多吃新鲜蔬菜水果，尤其应注意增加鸡汤、鱼汤、肉汤等高汤类饮食。

5.按摩：用掌心固定乳头，轻轻地作顺时针方向揉按20～30次，然后再作逆时针方向揉按20～30次，两侧乳房都做。

8 平坦乳头怎样哺乳

常见一些乳母，先天乳头短平，个别的乳头内陷，有的乳母甚至因为乳房过度充盈累及乳晕部，使乳头显得较平坦。

1.哺乳前

(1)乳母取舒适松弛的坐位姿势。

(2)热敷乳房3～5分钟，同时按摩乳房以刺激排乳反射。

(3)挤出一些乳汁，使乳晕变软，继而捻转乳头引起立乳反射，这样乳晕连同乳头易被婴儿含吮而在口腔内形成一个"长奶头"，吸吮容易成功。

2.哺乳时

(1)婴儿饥饿时，让他先吸吮较平坦一侧的乳头，此时吸吮力强，易吸住乳头和大部分乳晕。

(2)妈妈取环抱式或侧坐式喂哺婴儿，以便较好地控制婴儿头部，易于固定吸吮部位。

(3)若吸吮未成功，可用抽吸法使乳头突出，并再次吸吮。

3.哺乳后

可继续在二次哺乳间隙配带乳头罩。

9 乳头微裂怎样哺乳

乳头破裂多半是因为喂奶过程中喂哺姿势不正确引起的。

1.哺乳前

(1)乳母应取舒适松弛的喂哺姿势。

(2)热敷乳房和乳头3～5分钟，同时按摩乳房刺激排乳反射。

(3)挤出少量乳汁，使乳晕变软，易被婴儿含吮。

2.哺乳时

(1)先在损伤轻的一侧乳房哺乳，以减轻对另一侧乳房的吸吮力。

(2)让乳头和大部分乳晕含吮在婴儿口内。

(3)交替改变抱婴位置(一次为卧位，则另一次为坐

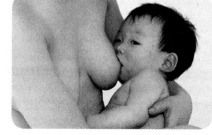

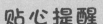

Tips 贴心提醒

1.乳头平坦的母亲应每天挤乳8次或8次以上，用小杯或小匙喂养，同时继续纠正乳头并训练婴儿吸吮乳头的口腔运动。

2.对暂时吸吮未成功的婴儿，切忌应用橡皮乳头，以免引起乳头错觉，给成功吸吮带来更大困难。

位)，使吸吮力分散在乳头和乳晕四周。

(4)喂哺结束后，等到婴儿放松乳头后，再把婴儿抱离乳房。如果母亲因某种原因，不得不中断喂哺，要用食指轻轻按压婴儿下颌，让她松开乳头，温和地中断吸吮。

3.哺乳后

(1)挤出少许乳汁涂在乳头和乳晕上，短暂暴露和干燥乳头。因乳汁具有抑菌作用且含有丰富蛋白质，能起到修复表皮的功能。也可用熬熟的植物油涂抹，可使破裂乳头很快愈合。

(2)穿带棉质、宽松的内衣和胸罩，并使用乳头罩，以利于空气流通、促进皮损的愈合。

10 妈妈服药怎样哺乳

哺乳的妈妈如果服药，药物很容易通过乳汁进入到婴儿体内，从而对婴儿产生不良影响，下面为新妈妈介绍一个哺乳期间应该禁服或慎服的药物。

1.对婴儿影响较大，喂奶的妈妈应禁服的药物有：氯霉素、抗癌药物、磺胺制剂、可卡因、抗凝血药、大剂量水杨酸盐、汞制剂、异烟肼、放射性药物等。

2.对婴儿有显著影响，喂奶的妈妈应慎用的药物有：类固醇激素、四环素、巴比妥、抗癫痫药、他巴唑、避孕药、洁霉素、呋喃坦丁、利血平、抗组胺药、水合氯醛、咖啡因等。

3.在乳汁中浓度低，对婴儿影响不大的药物有：胰岛素、肾上腺素、甲状腺素、安定、地高辛及一般抗生素。

●我们的建议：

● 妈妈用药时：

1.哺乳时期内尽量不用药物治疗，必须服药时，应首先选用对婴儿不良反应最小的药物。

2.选用作用时间短的药，以减少药物在妈妈身体里的积累。

3.应在哺乳时或哺乳后马上服药，避开血(乳)中药物浓度达到高峰时哺乳。

4.必须服用药物、而药物对婴儿确实有害时，应暂时中断母乳喂养。

11 妈妈感冒怎样哺乳

妈妈患上感冒，还能喂奶吗？回答是肯定的。

妈妈患感冒时，早已通过接触把病原带给了孩子，即便是停止哺乳也可能会使孩子得病。相反，坚持哺乳，孩子反而能从母乳中获得相应的抗病抗体，增强抵抗力。

12 乳房感染怎样哺乳

乳房发炎，即乳腺炎，也是产后妈妈担心的事情，最常在产后2星期左右时发生，是由乳房肌肤表面的细菌所引起的。

●我们的建议：

1.好好休息并且饮食适当。

2.一天至少喝八大杯水。

3.将温湿的热敷袋放在乳房上，可缓解疼痛和帮助乳腺畅通。

4.乳房发炎并不会使奶水也受到感染，可以继续喂哺母奶。

5.先让宝宝吸吮没有受到感染的乳房，让另一边发炎的乳房自然流出奶水。

6.一定要让发炎的乳房的奶水完全流尽，如果让宝宝吸吮妈妈感觉不舒服，可以使用吸奶器。

7.如果您要继续喂哺母奶，要让医生知道，因为喂哺母奶会影响医生为你选择抗生素。

8.没有询问医生之前，不要随便服用任何药物。

13 妈妈乙型肝炎表面抗原阳性怎样哺乳

许多产妇都关心妈妈乙型肝炎表面抗原阳性能不能哺乳。

●我们的建议：

1.单纯的乙型肝炎表面抗原阳性是不具有传染性的，自然也不存在会传染给孩子的问题，可以放心地进行母乳喂养。

2.如果妈妈乙型肝炎表面抗原阳性，e抗原也为阳性，就表明妈妈有传染性，即使你不哺乳，在你密切接触孩子的过程中，你体内的病毒也可能会污染孩子的奶瓶、奶嘴、食物、衣物，还有小手，这些都会通过孩子的口进入他体内。

Tips 妈妈感冒了怎么办

　　1.妈妈感冒不重，可以多喝开水或服用板蓝根、感冒清热冲剂。如果病情较重，需要服用其他药物，应按医生处方，以防止某些药物进入母乳而影响宝宝。

　　2.妈妈感冒很重时，应尽量减少面对面的接触，可以戴口罩，以防呼出的病原体直接进入孩子的呼吸道。

14 妈妈患慢性非感染性疾病时，怎样哺乳

●我们的建议：

　　妈妈患以下慢性疾病时不宜母乳喂养：

　　1.严重心脏病。

　　2.精神病、智力低下、癫痫等无法照料婴儿甚至威胁婴儿安全时。

　　3.严重肾功能不全。

15 妈妈患慢性感染性疾病时，怎样哺乳

　　妈妈患急、慢性感染性疾病，大部分情况下也可进行母乳喂养。

　　1.产褥感染：可进行母乳喂养。接触婴儿前，妈妈须洗净双手；治疗时，应选用对婴儿无危害的药物，如头孢菌素类和青霉素。

2.泌尿系感染：接受抗生素治疗的同时，可继续哺乳。

3.上呼吸道感染：细菌导致感染者可给予抗生素，12小时左右药物达到治疗水平，应允许母乳喂养。上呼吸道感染较重时，哺乳时可暂戴口罩。

4.肺结核：孕期感染活动性结核，应积极治疗，实行母乳喂养可因母子密切接触传染给婴儿。此时，母子在接受抗结核治疗或预防性用药的前提下，可实施母乳喂养。

5.梅毒、淋病：因在妈妈出现症状前，婴儿已经接触了病原体，继续母乳喂养还可使婴儿从乳汁中吸取抗体。

6.病毒性疾病：如风疹、水痘、麻疹、腮腺炎等，一旦得到诊断时，婴儿也已经被感染，因此不必母子隔离及终止母乳喂养。

7.获得性免疫缺陷综合征(AIDS)：为防止尚未被感染的婴儿出生后被感染，应不进行母乳喂养。

Tips

贴心提醒

1.大多数疾病如高血压、糖尿病、甲状腺功能异常等不影响母乳喂养，但应注意妈妈用药对泌乳和对婴儿的影响。

2.妈妈患乳腺癌需要治疗时不能母乳喂养。

3.妈妈患病服药时，最好根据医生嘱咐，选择是否母乳喂养。

Part 10 月子妈妈乳房护理

经过漫长孕期的努力准备，能看见宝宝平安出生是令为人父母者喜悦的，而若能亲自以母乳哺育新生儿，更应让父亲母亲为之自豪。

无论是妙龄少女还是少妇，乃至中老年妇女，谁不希望自己的乳房丰满挺拔、春光常在。有不少产妇，孩子生下后便拒绝哺乳，代之以人工喂养，希望保持自己乳房的原有美丽。他们错误地认为：哺育婴儿会使乳房下垂，让自己丧失女性的风韵。

乳房形态的变化，特别是乳房过大，会在一定程度上影响妇女的体型美。其实，母亲的乳房在妊娠期就开始增大，分娩后继续增大。所以产妇的乳房增大，不是因为产后给孩子哺乳造成的，而是在哺乳前就增大了。哺乳与不哺乳，对乳房变化的影响不大。

积极的乳房护理有促进乳腺通畅、矫正畸形乳头、清洁乳房、达成成功喂哺的功用。

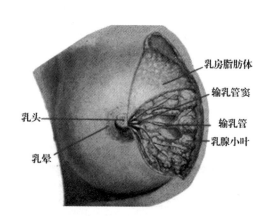

乳房脂肪体
输乳管窦
乳头
输乳管
乳晕
乳腺小叶

1 怎样护理乳房

哺育婴儿是母爱的体现，母乳喂养是婴儿的最佳方式。

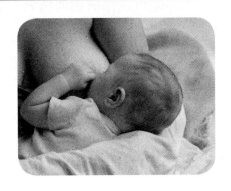

● 我们的建议：

1.产后早吸吮：分娩后，母婴裸体皮肤接触并让婴儿吸吮30分钟以上。喂奶前，先洗净双手，然后用温开水或2%硼酸水擦净乳头，挤掉几滴奶，以冲掉乳腺管内可能存在的细菌。

早吸吮有利于早分泌乳汁、多分泌乳汁，有利于乳房的健康和子宫的收缩。

2.产后每天早晚用温毛巾从乳头开始环形擦洗整个乳房10次，然后用热毛巾热敷两侧乳房各10分钟(每1~2分钟更换毛巾)。

3.选择正确的喂奶方式：一般常用坐式、侧卧式、环抱式等。正确的喂奶姿势有利于防止乳头疾病的发生。喂奶时，应让婴儿含住乳头周围的部分乳晕，这样可减少吸吮对乳头皮肤的摩擦。

4.哺乳时，尽量让婴儿将两个乳房的乳汁轮流吃尽，以促进两侧乳汁分泌的均衡增加。宝宝一次吃不净的乳汁，应挤空，以防止乳汁结块，堵塞乳腺管。

5.哺乳时不要让孩子过度牵拉乳头。哺乳结束时，不要强行用力拉出乳头，应让婴儿自己张口，乳头自然地从口中脱出。每次哺乳后，用手轻轻托起乳房按摩10分钟。

6.注意婴儿口腔卫生。若乳房受伤，最好不要洗乳头或用毛巾及任何东西擦乳头。喂完奶后，可以挤出剩余的奶水，用奶水来按摩乳头，并让乳头暴露在空气中自然风干，或用日光灯照一照，情况就好很多。

7.乳罩松紧合适，令其发挥最佳提托效果。

8.哺乳期不要过长，婴儿到8~10月时开始断奶，断奶要逐渐进行，直到11~12个月完全断奶。

9.注意休息，保持精神愉快，增强全身抵抗力，减少乳腺炎的发生。一旦发现乳腺炎要及时去医院在医生指导下治疗。

10.每次喂奶前后，要用温开水洗净乳头、乳晕，保持干爽、干净，防止乳头破损或皲裂。如已经发生，应及时治疗，必要时应暂停哺乳，并用吸乳器吸尽淤积的乳汁。

11.当乳头有汗水浸渍或脏东西要及时洗掉。

12.不要让婴儿含乳头睡觉，这样容易造成切咬乳头和用力吸吮，使乳头受伤而诱发感染。

13.不要采取俯卧方式睡眠，以免压迫乳房。

14.不要老是朝一个方向侧卧，左右侧卧轮流进行，避免一侧乳房受压过久。

Tips

乳房护理注意事项

1.正值哺乳的乳房，注意勿受挤压。勤换内衣。

2.不要用香皂擦洗乳房，更不要用酒精之类的化学性刺激物质，最好用温开水清洗。如果迫不得已需要香皂、酒精清洗、消毒，必须尽快用清水冲洗。

2 怎样保养乳房

1.清洁乳房

用温水毛巾抹上中性肥皂，以环形法由乳晕向基底擦洗，乳头只用清水洗(切勿用刺激性肥皂或酒精)。

清洗时特别须注意乳头及其周围处。每次喂奶前先用肥皂洗净双手，再用棉花或纱布沾温开水清洗乳头，若乳汁开始分泌即可喂哺宝宝。

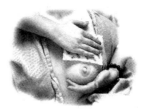

热敷

2.热敷

热敷乳房能令乳腺畅通、软化，奶汁运行流畅，有助更多乳汁流出，兼且令乳房变软，宝宝吸啜都容易些，喂奶过程自然更顺利。

(1)利用暖水弄湿毛巾，切勿用热滚水以免烫伤肌肤。

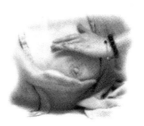

环形按摩

(2)将热毛巾放在胀痛的胸部位置敷15分钟，即可拿开毛巾。

(3)若胸部胀痛情况仍然严重，可重复热敷乳房，次数不限，直至觉得舒服为止。

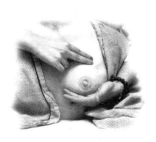

螺旋形按摩

3.按摩

(1)环形按摩：将润滑油抹匀整个胸部，双手分别置于乳房基底部，双

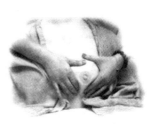

挤压按摩

Tips

贴心提醒

　　1.如果发现某一边的乳头破皮或起水泡，应停止该侧乳房喂哺，伤口涂抹消炎药膏，并保持清洁干燥，待伤口痊愈后再继续喂哺。

　　2.产妇倘若决定不哺乳时，必须减少喂哺的时间及次数，且不可将剩余的乳汁挤出。退奶的处理方式如下：

　　(1)依医生指示服药；

　　(2)避免油腻食物及刺激乳头；

　　(3)冰敷乳头；

　　(4)穿紧身胸罩。

侧以环形按摩乳头，不需抹润滑油。

　　(2)螺旋形按摩：一手固定乳房，另一手由基底部向乳头循序按摩。每侧10~15分钟。

　　(3)挤压按摩：以双手置于乳房两侧由基底部向乳头挤压。

3 怎样选择乳罩

　　哺乳期妇女怎样选择合适的乳罩呢？

●我们的建议：

　　1.乳罩型号：可以根据下面3个数据选择乳罩的型号，基本上能选择到较合适的乳罩。选购乳罩时，妈妈可以自带皮尺。

　　(1)胸围：沿双侧乳房下缘，双侧肩胛骨下角围一圈的长度。

　　(2)乳峰高度：乳房根部至乳头的距离。

　　(3)乳头间距：两侧乳头之间的水平距离。

2.乳罩的质地：最好是棉制的，因为棉布柔软、吸汗、透气性好。千万不要选择尼龙化纤制品。

3.松紧适宜：配戴松紧适宜的乳罩，对乳房可以起到支托作用，使乳管保持通畅，有利于改善乳房的血液循环。

4 漏奶怎么办

漏奶弄湿衣物出现污渍非常尴尬，想避免尴尬场面出现，必须做一些功夫。宝宝若3个钟头吃1次奶，漏奶情况大致每3个钟头出现1次，外出时要先预计好胸垫数量。

●我们的建议:

1.预先在胸围内加用乳垫吸湿，选用可清洗乳垫较经济。

2.嫌清洗麻烦又费时，可选择用完即弃乳垫。

5 乳胀怎么办

乳汁分泌充足指分泌量正好为宝宝所需量，授乳后还需挤出少许乳汁丢弃，这是最理想的状态。但有些妈妈不是乳汁分泌不足(少于宝宝所需的授乳量)，就是分泌过多(宝宝喂饱

贴心提醒

1.依婴儿的需求喂母奶是避免胀奶的最好方法。

2.丈夫应从旁协助和鼓励产后的新妈妈，让宝宝多加吸吮。

后，还必需挤出200～300毫升的乳汁丢弃)。那么，乳汁分泌过多，造成乳胀，怎么办?

●我们的建议：

1.产后尽早开始喂母乳。

2.夜间仍然持续喂母乳。

3.喂母乳前，适当热敷和按摩乳房，以利于乳汁流出。

4.让婴儿张大嘴巴含住乳房而不是含乳头，这样才可以有效吸出母奶。

5.用各种不同的抱婴儿姿势如橄榄球式、摇篮式等让婴儿含乳房，以减少乳腺管阻塞。

6.喂完母乳后，如果觉得乳房还很胀，可以用手或吸奶器将乳汁挤出到感觉较舒服时即可。不要一直试着将乳汁完全排空，那只会在下一餐时分泌更多的乳汁，让你乳房更胀。

6 乳头凹陷怎么办

最常见的乳头缺陷就是乳头凹陷、不够突出。妈妈乳头凹陷，会影响小宝宝的吸吮。

乳头凹陷的矫正：

1.方法一：用毛巾包几粒冰块，冰敷乳头。

贴心提醒

Tips

1.乳头凹陷，妈妈喂食母乳时，刚开始需要极大的耐心和恒心，确保每次喂食，宝宝都能吸吮一点。宝宝用力吸吮，会使乳头更加突出。

2.乳头凹陷的妇女，面临喂奶时，千万不要认为自己的乳房是不好的且不适合喂食母乳。

2.方法二：在冰箱中，放一瓶装满水的植物喷雾器，每次喂奶前，朝着乳头喷几下。

3.方法三：以指头绕行乳晕，并轻轻触摸乳头。假若想要强烈一些的刺激，不妨用吸奶器挤出一些乳汁，这样可使乳头突出，并且乳房四周也会柔软些，使宝宝更方便吸吮。

4.方法四：用手牵拉乳头，使乳头突出。

7 乳头破裂怎么办

初产妇乳头娇嫩，角化层薄，容易被小儿"咬破"。导致乳头破裂的主要原因：

1.乳头凹陷或扁平时，小儿吸吮力强。

2.每次哺乳时间过长，小儿含乳头而睡，乳头皮肤被唾液所泡，更容易破裂、糜烂。

●**我们的建议：**

1.乳头破裂者不宜再喂奶，应把乳汁挤出，使破裂的乳头易于愈合。

2.为了防止乳头裂口发炎，可选用香油、花生油、石蜡油等三种中的一种，涂于奶头裂口。

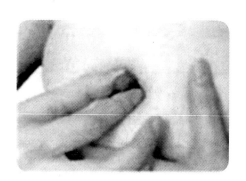

3.深的裂口，容易感染细菌，每次挤奶后应用盐水(开水中加点盐，以试不出咸味为准)，或1∶5 000高锰酸钾溶液净奶头，涂2%的龙胆紫、核黄素软膏，或鱼肝油软膏。下次挤奶前揩去。

8 乳房下垂怎么办

乳房下缘和躯干表面相交之处称为乳房下皱襞。正常情形下，尤其是年轻妇女，乳头的水准位置是在乳房下皱襞之上，若掉在其下就是所谓的乳房下垂。下垂得越严重，就掉得越低。

●我们的建议：

1.每天洗澡时按摩胸部。在乳房周围旋转按摩，先顺时针方向旋转、再逆时针方向旋转，直到乳房皮肤微红微热为止。这样可以保持乳房的弹性。

避免乳房下垂

Tips

1.乳房较大的妇女，为避免产后乳房下垂，在怀孕当中应该随着乳房的增大，选择适当尺寸的胸衣，绝不可不穿，否则容易下垂。

2.给宝宝喂哺母乳，也可避免乳房缩小得太快，从而减少乳房下垂的机会。

3.产后，要随着乳房的缩小，换穿较小尺寸的胸衣。

2.双手往上推动整个乳房，这样对于提升乳房有很好效果，每天3次，每次花2分钟。

3.平时应该穿有钢托的内衣，内衣不宜太紧。

4.平时做扩胸运动，一些体育运动有助于乳房饱满，如游泳(特别是蛙泳)、划船等。

5.提拉乳头数次，两手掌于乳房下缘往上拍打数次。

9 产后美乳攻略

乳房由脂肪及腺体组成。在哺乳期内，乳房内的腺体和结蒂组织增生使乳房增大，哺乳期过后，腺体萎缩，乳房变小或下垂。乳房的松弛下垂有碍妈妈体形的曲线美，甚至使人产生自卑感，影响心理健康，两侧乳房皱褶处还易患糜烂或湿疹。

● 我们的建议：

1.坚持戴胸罩：从哺乳期开始，就要坚持戴胸罩。用双手将乳房周围的赘肉拢到胸罩内，使乳房看上去丰满、挺拔。

2.哺乳期正确喂奶：在哺乳期内，妈咪要采取正确的喂奶方法，两个乳房要交替喂奶，当宝宝只吃空一只乳房时，妈咪要将另外一侧的乳房用吸奶器吸空，保持两侧乳房大小对称。同时在喂奶时不要让宝宝牵拉奶头。

3.经常按摩乳房：每晚睡前或是起床前，妈咪可以躺在床上自行按摩。

4.沐浴乳房：沐浴时，使用莲蓬头冲乳房，最好进行冷热交替喷洒，冷热的交替刺激有助于提高胸部皮肤张力，促进乳房血液循环。

5.可以多吃的食物：雌激素分泌增加时，可使乳房更加美丽。B族维生素是体内合成雌激素的必需成分，维生素E则是调节雌激素分泌的重要物质，所以富含这类营养的食物应该多吃，如瘦肉、蛋、奶、豆类、胡萝卜、莲藕、花生、麦芽、葡萄、芝麻等。

6.不要急于节食减肥：有些妈咪面对自己发胖的身体，急于进行节食减肥，盲目节食的后果是使乳房的脂肪组织也随之受累。

7.健胸操：最有效、最经济的美乳方法首推健胸操。产后，如果及时进行胸部肌肉锻炼，能使乳房看上去坚挺、结实，丰满。但健胸运动不是一日之功，需要长期坚持，效果才明显。

贴心提醒

Tips

1.哺乳期不要使用美乳霜，以免对宝宝造成影响。
2.哺乳期要避免乳腺炎的发生。
3.睡觉时尽量不要侧睡在同一边。

Part 11 月子妈妈产后活动操

现在你可能已经感受到怀孕生子的过程给你身体带来的变化。这些变化多数是因为产后体内雌激素和孕酮减少所引起的，是很正常的生理过程，而且只是暂时性的生理变化。

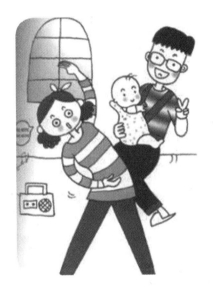

生产后恢复身材最好的方法，当然就是做运动。运动不仅可以让身体肌肉变得结实，更是缓解解精神压力的好方法。你应该询问医生的意见，来决定何时可以开始运动。大致说来，产后运动不要过度以致太疲劳，而且应该以渐进的速度恢复到怀孕前的运动量。

如果你担心激烈运动会对喂哺母奶有影响，你可以放心，因为研究显示，就算参加了激烈运动，不但不会对母奶的分泌有任何不好影响，而且会降低身体脂肪的比例，身材体能各方面也会向比较好的方向发展。喂哺母乳本身也会消耗比较多的热量，这也是为什么选择喂母乳的妈妈，会比选择喂食婴儿配方奶粉的妈妈体重减轻得快。

1 做产褥活动操注意要点

适当活动身体肌肉，加速血液循环，使产后母亲身体早日复原。活动操应从极轻微的动作做起，以后逐渐加大运动量。各种运动每日做2~3次，直至恢复到分娩前的身体状态。

凡属于下列情况的产妇，不宜做运动幅度大的运动操：

1.产妇体虚，发热。

2.血压持续升高。

3.有较严重心、肝、肺、肾疾病。

4.贫血及其他产后并发症。

5.作剖宫产手术没有痊愈。

6.会阴严重撕裂没有恢复。

7.产褥感染。

贴心提醒

Tips

1.产妇做活动操忌疲劳运动。

2.吃饭后不要马上做操。

3.坚持是恢复身材的秘诀，肌肉张力的恢复需要2~3个月。

●我们的建议：

1.运动前，打开窗户，保持室内空气通畅及新鲜，穿着宽松衣服，排空膀胱。

2.不要在饭前或饭后1小时内做运动。运动后出汗，要及时补充水分。

3.由简单轻便的项目开始，依个人忍受程度再逐渐增加，避免过度劳累。

4.运动时有出血或不适感时，应立即停止，等恢复正常后再开始。

5.剖宫产妇女可先从促进血液循环的运动项目开始，例如深呼吸，而其他项目可以等到伤口愈合后再逐步进行。

2 产后第一天产褥活动操

适宜时间：分娩后8小时。

目的：恢复子宫位置。

● 方法：

1.俯卧，头离开枕头，脸朝一侧。动作持续10分钟，习惯后持续20分钟。早晚各1次。

2.俯卧，抱住枕头垫在胸部，两膝盖向两侧张开，手交叉放在下巴下。动作持续10分钟，习惯后持续20分钟。早晚各1次。

3 产后第二天产褥活动操

适宜时间：分娩24小时后(即产后第二天)。

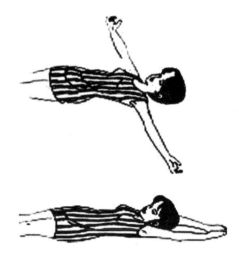

● **方法：**

1.先完成"产后第一天产褥活动操"整套动作。

2.上肢运动：仰卧，两手掌紧贴身体伸直，平静地呼吸；然后张开手掌，手臂水平伸开，呈十字形；用力呼吸，两手臂伸到头上，两手掌合并，身体呈直线姿势；屏住气，呼气，手臂恢复水平状态。

3.深吸气运动：仰卧，两手掌紧贴身体伸直，先深吸气，使腹部凸起之后，再慢慢吐气并松弛腹部肌肉，动作重复5～10次。

4.缩肛运动：仰卧，两手掌紧贴身体伸直，交替做肛门的收缩与放松运动。恢复因分娩而变松弛的局部肌肉，可预防尿失禁或尿闭。

Tips

其他运动(一)

1.深呼吸运动：用鼻子缓缓地深吸一口气，再从口中慢慢地吐出来。

2.手指屈伸运动：从大拇指开始，依次握起，再从小拇指依次展开。两手交替反复进行。

4 产后第三天产褥活动操

适宜时间：产后第三天到第十天。

● 方法：

1.先完成"产后第二天产褥活动操"整套动作。

2.伸腿动作：仰卧，两手掌紧贴身体伸直，一只腿笔直地

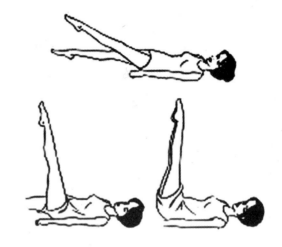

向上慢慢抬高到与身体成90°直角，然后慢慢放下；接着，换另一只腿重复上述动作。这个动作能帮助促进子宫及腹肌收缩，使腿部恢复较好的曲线。

Tips

其他运动（二）

1.颈部运动(产后第4天)：仰卧于硬板床上；抬高颈部，两眼直视腹部约10～15秒。

2.乳房运动(产后第3天)：平躺，手平放两侧，将两手向上直举，双臂向左右伸直平放，然后上举至双掌相遇，再将双臂向后伸直平放，最后回到前胸，回复原位，动作重复5～10次。使乳房恢复弹性，预防松弛下垂。

3.臀部运动(产后第8天)：侧卧，一腿弯曲至脚跟能触及臀部，伸直放下。另一腿再重复此动作。促进臀部和大腿肌肉收缩。

5 产后第十天产褥活动操

适宜时间：第十天到满月。

● **方法**：

1.先完成"产后第三天产褥活动操"整套动作。

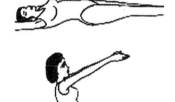

2.腰背运动：胸朝下，腰抬高，两膝相距30厘米左右，胸伏床上。此运动可以矫正子宫位置。

3.爬行运动：跪姿进行四肢爬行。此运动可以矫正子宫位置。

4.腹部运动：仰卧，两手臂放在头顶伸直；手伸直，上身抬起；手指指向脚尖方向，抱住脚尖不动；过一会，手向上举，回到开始时的姿势。反复做几次，可以增强肌肉活力，减少腹部赘肉。

Tips 其他运动（三）

1.仰卧起坐：仰卧，两手叉放在头后坐起，两腿伸直。

2.阴道收缩运动(产后第14天)：仰卧，将臀部抬离地板，两膝合并，两足分开，同时收缩臀部肌肉。使阴道肌肉收缩、预防子宫、膀胱、阴道下垂。

3.跪式收腹运动：跪姿，收紧小腹，做深呼吸。重复10次。

4.全身运动(产后第25天)：跪姿，双臂支撑床面，左右腿交换向背后高举。

6 产后满月产褥活动操

适宜时间：满月以后。

● **方法：**

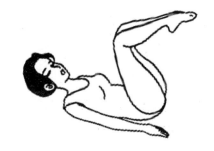

1.先完成"产后第十天产褥活动操"整套动作。

2.上身前弯运动：立正姿势，双手前伸，向前弯腰(腿不能弯曲)。做5次。

3.脚后跟运动：两脚并拢，左右脚后跟交替一上一下。做12次左右。

4.腰部运动：上半身躺在床上，两膝弯曲，做前后运动。做5次左右。

7 产后腹部健美操

产后腹部臃肿，体态不雅，给生活和工作带来诸多不便，令人烦恼和沮丧。要想使腹部健美，必须使腹肌发达，保持一定的紧张度，避免形成悬垂腹和大腹翩翩的状态。

顺产妈咪一般在产后4~6星期，可以开始做收腹运动；剖宫产妇一般6~8星期后，经医生诊断伤口已复原，便可进行收腹运动。

做产后收腹运动时要留意身体的反应，做到什么程度就做到什么程度，若运动时伤口痛便应停止。

每日做收腹运动，大约2个月会见到成绩。

● 我们的建议：

1. 剖宫产妈咪收腹运动

(1)运动1

①仰卧，双脚屈曲，双手放在一边大腿上，向膝头推上。

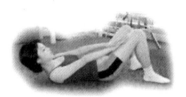

②然后再向下推，同样保持呼气上吸气落。每天1次，每次重复动作15～20下，有助结实腹肌。

(2)运动2

①仰卧，双脚屈曲。

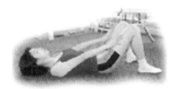

②手放大腿位置，向膝头方向推前，然后再向大腿方向推后，与呼气上吸气落配合。每天1次，每次重复动作15～20下，有助结实腹肌。

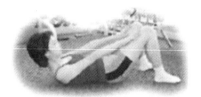

(3)运动3

①仰卧，屈曲双膝并且微微张开。

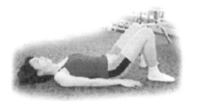

②然后收缩腹部，稍微举起臀部，每天1次，每次重复这动作15～20下，有助收紧腹肌。

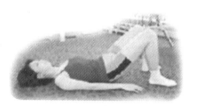

2. 顺产妈咪收腹运动

(1)运动1：俯卧，把一个枕头放于腹下，维持这个姿势15分钟

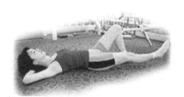

左右，有助子宫收缩及回位。

(2)运动2

①仰卧，双脚屈曲，双手放在头后面。

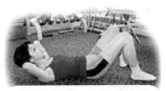

②身体向上提升，保持呼气上，吸气落的姿势，每天做一次，每次做15~20下，有助拉紧腰腹肌肉。

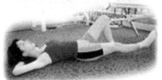

(3)运动3

①仰卧，左脚屈曲。

②右脚先伸直，慢慢提升至90度角，保持上呼气，落吸气的姿势，左右脚交替做。每天一次，每次做15~20下，有助收细腰腹两侧肌肉。

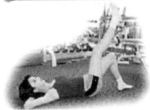

(4)运动4

①仰卧，双脚屈曲提起成90度角。

②跟着将双脚慢慢向内屈曲。

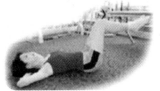

保持入呼气，出吸气的姿势，大约做15~20下。每天一次，有助结实腰腹肌肉。

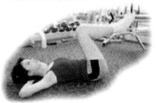

贴心提醒

怀孕期间，孕妇的腰围大约增加了50厘米，因此产后会感到腹部特别的松弛。做一些简单的运动，可以让肌肉尽量恢复原来的形状与力量。

8 产后腰部健美操

产后坚持做腰部健美操有助于收缩背部肌肉，扩展胸部肌肉，同时还能使脊椎更加正直。

● 第1节

预备姿势：直体俯卧，两臂屈肘，手掌叠放，垫在前额处，脚尖绷直，脚跟并拢。为了能做得轻松，脚跟可顶在柜子或床架上。

第一步：上体抬起，两臂同时侧平伸直，下颏不上翘，手臂不下落。上身抬起时吸气。

第二步：还原成预备姿势，并重复6～10次。

● 第2节

预备姿势：屈膝仰卧(足底尽量靠近大腿)，两臂侧手伸直放于地上，掌心向上，背部可垫一个小枕头或折叠几层的毛巾。

第一步：两手手臂和头用力撑地，挺胸，腰部尽量贴紧地面。挺胸时吸气。

第二步：还原预备姿势。

重复5～8次。

● 第3节

预备姿势：两膝跪地，两手同肩宽俯撑于地，手臂和大腿与上体成直角，两膝稍稍分开。

第一步：右臂向前上方举起，左膝同时离地，向后上方伸直并尽力抬高。手臂抬起时吸气。

第二步：还原成预备姿势。

第三步：左臂右腿依此练习。

重复6~8次。

● 第4节

预备姿势：直立于椅前，两腿并立，距椅两步。弯腰，两手扶椅背。两臂、两膝、腰背均挺直，头微抬。

第一步：向地面方向挺胸。

第二步：向地面方向压肩。

第三步：向地面方向塌腰。

第四步：还原成预备姿势。

重复4~6次。

呼吸：按练习节拍进行。

● 第5节

预备姿势：两膝跪地(两腿并拢，两臂自然下垂)。

第一步：两臂上举伸直，掌心向前，腰部挺直，颈部伸直，头不要回缩。

第二步：上身缓缓前倾，臀部屈坐于脚后跟上，髋关节、膝关节保持极度紧张。

第三步：胸部触及膝盖，背部肌肉放松，手掌触地，肩部肌肉放松，头自然下垂。

第四步：手掌撑地时背部肌肉即绷紧，躯干缓慢挺直，成垂直状态。

第五步：还原成预备姿势。

重复4~8次。

呼吸：上身前倾时呼气，直立时吸气。

9 产后胸部健美操

1.防止胸部外扩

● 第1节：

(1)双手弯曲往前并拢。

(2)双手往上提时吐气，放下来时吸气。

反复20次，休息1分钟再做20次。可以让胸部集中，并收缩副乳。

● 第2节：

(1)双手握拳平放置于胸前，与肩同宽。

(2)双手尽量往内交叉，幅度越大越好。

反复做10次，休息1分钟再做10次。可以让胸部集中，防止外扩。

2.防止胸部下垂

● 第1节：

(1)将手掌打开，双手往外伸直。

(2)双手尽量伸直，两手交叉，胸口往内收。

反复10次，休息1分钟再做10次。可以防止胸部下垂。

● 第2节：

(1)双手握拳往上抬并弯曲，与手肘、头顶对齐。

(2)双手往上提，并且尽量往后。记住肚子尽量不要突出。

反复做10次，休息1分钟再做10次。有提胸作用，防止胸部下垂。

贴心提醒

Tips

1.健胸时，最好在哺乳后进行。

2.做运动时，一定要根据自己的身体恢复情况来做，不要做太过激烈的运动。

3.使用女性紧身胸带也可健胸。

3.紧实胸部肌肉

● **第1节：**

(1)手拿装满水的小矿泉水瓶或哑铃，弯腰双手垂直往下，膝盖微弯，作半蹲状。

(2)脚维持半蹲姿势，双手打开与肩同宽。

反复做10次，休息1分钟后再做10次。可以训练胸部肌力，让肌肉比较紧实。

● **第2节：**

(1)手拿装满水的小矿泉水瓶或哑铃，坐在椅子前1/3处，弯腰双手伸直下垂。

(2)单手往内提，手臂尽量与肩同宽，另一手维持同样姿势。再将那只手放下往旁伸展。

(3)最后再收回来。接着另一手也同样的动作。

二手轮流反复作5次，休息2分钟后再做5次。

10 让身材恢复到孕前

产后谁都希望自己的身材恢复到孕前的样子。下面介绍的运动有助于你达到这一目的。

● **方法：**

预备姿势：直立，两脚分开与肩同宽。

1.左脚尖向前踏出一小步，重心落在右脚上。双臂慢慢移向身体前方，轻轻交叉上举回落，左脚收回。

2.双臂向上举并尽量伸直，左腿向后踢。重心落在右脚上，双臂回收至侧平举。

3.左腿向前踢，脚尖绷直，左腿顺势着地，重心落在左脚上。身体前倾，双臂在胸前交叉。左腿回收，重心回落至右腿。

4.左臂侧平举，右臂上举，两手掌心相对，以身体为轴旋转。旋转1周后，双臂上举搭在一起，两腿错开做一个漂亮的收势动作。

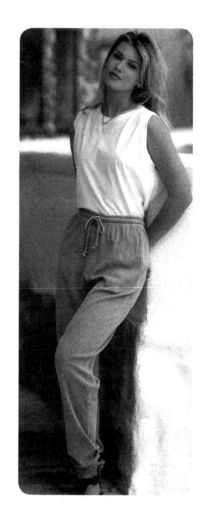

Tips　　　　**贴心提醒**

1.产后形体恢复操一定要根据自己的情况量力而行。

2.做抬脚运动时，会阴部有侧切口的妈咪一定要根据自己的情况掌握力度。

Part 12 产后瘦身窈窕计划

当你生完孩子，看着尖尖的肚子消下去，心想终于可以恢复少女般的窈窕身材的时候，却发现自己的体重只少了几千克，还有好多赘肉挂在身上，一定失望之极，恨不得立即消灭这个"惨不忍睹"的"游泳圈"，哪怕采用"极端手段"！但是，"一口吃不成胖子"，想要恢复窈窕也不是一天就能办到，要用对力气才最重要。

1 产后发胖有原因

产后6周，如果体重增加超过怀孕前体重的10%即定义为产后肥胖。根据数据资料显示，产后6周，体重增加超过10%者占93%，而这93%中体重增加超过20%者占58%。

目前，一般用身体质量指数(BMI)来衡量产后肥胖：BMI＝体重(千克)÷[身高(米)]^2。如BMI＞27，则表示体重过重。

也有的用标准体重来衡量：标准体重=[身高(厘

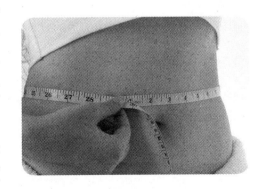

米)—100]×0.9。因为每个人的骨架及体型不一样，因此相差0.5左右都算合格。如实际体重大于标准体重超过10%，则属于产后肥胖。

产后肥胖是大多数妇女产后所面临的困扰，对有些人甚至成为梦魇。从妇产科医师的临床经验来看，造成产后肥胖的原因有下列几种：

1.孕期的生理变化

怀孕期间，女性体内的激素及基础代谢率会产生变化，容易造成肠胃道蠕动减缓、腹部肌肉变松、体重与脂肪增加等，导致生产后体重与体型较不容易恢复。

此外，怀孕期间由于口味改变，有些孕妇偏爱淀粉类食物，再加上传统"一人吃，两人补"的观念，孕妇常会因为担心腹中胎儿无法获得足够营养，而在不知不觉中摄取过多的饮食，以致体重过度增加(孕期体重的增加范围，以11～12千克较为理想)。

贴心提醒

Tips

1.怀孕晚期母体处于高新陈代谢状态，若母体的饮食不够胎儿的需要量，胎盘激素会燃烧母亲的脂肪提供能量给胎儿，故在怀孕的最后几周，有些孕妇的体重反而会下降。为了避免累积不必要的脂肪，建议此时孕妇的饮食应采用低能量饮食。

2.产后"坐月子"不能躺着不动，应把卧床休息与适当活动锻炼相结合。坐月子饮食应以优质蛋白质、高纤维质及富含多种维生素及矿物质为主，尽量减少油脂的摄入。

3.坚持哺乳，有助于消耗热量和能量，不宜多吃甜食。

2.生育年龄提高

超过25岁以后，人体的新陈代谢率就会降低，消耗热量的能力也随之降低。而现在越来越多的产妇，平均年龄都在30岁以上。因此，许多产后妇女受到年龄的影响，容易出现产后肥胖。

3.摄取过多热量

在坐月子期间，常摄取大量高热量饮食，再加上缺乏运动，使得体内所吸收的热量无法完全代谢，而造成脂肪的累积，体重无法下降。

4.人工喂养婴儿

人工喂养婴儿，妈妈热量消耗少，体内过多的热量转化为脂肪积存在皮下，失去怀孕前的健美身姿。

2 月子瘦身最适宜

产后3个月是体重下降最快速的时间，3个月后体重下降的速度就会减缓，直到产后6个月。由于有坐月子食补的传统观念，产妇容易摄入过多热量，也容易摄取过多的脂肪和胆固

Tips

哺乳会影响体型吗

有些女性担心，给孩子喂奶要大量补充营养，会影响了自己的体型，因而不愿意给孩子喂母奶。其实，不一定非得大吃大喝，养得肥胖才出奶水多。哺乳母亲只要摄够适量营养就行，所以，喂乳不会使女性体型变化很大，只要注意控制体重就没有问题。

需要说明的是，喂奶本身要消耗大量能量，还可帮助产妇保持体型。本书介绍的运动方法将有助于恢复良好的体型，可以试一试。

醇。所以，坐月子的妈妈要当心腰围大增！

产后月子有没有坐好和产后瘦身有绝对的关系！

坐月子的目的，是要让伤口尽快愈合，并使内分泌尽快恢复，让身体器官机能恢复到产

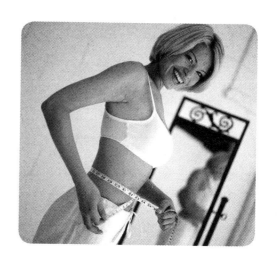

前的正常运作。如果月子没有坐好，使身体的伤口愈合不佳，内分泌就会失调，而身体也会为了自保而将新陈代谢率降低，如此一来细胞代谢变慢，不但无法将怀孕时期积累的脂肪消耗掉，而且会堆积出更多的脂肪。

利用坐月子的时候瘦身，是最聪明的方式了。刚生完小孩，身上的伤口要愈合所消耗的能量与内分泌的作用，会让身体处在高代谢率的状态，只要饮食摄取正确，其实不需要搭配太过剧烈的运动，很容易就可以在一个月就减轻3~5千克。

●我们的建议：

1.产后瘦身最好从饮食与运动着手，不要有快速减肥的期待，哺乳的妇女以一星期减少0.5~1千克最适宜，6个月内减掉10%的体重是最理想的情况。

2.至于减肥药物的使用，建议体重过重(BMI＞27)的妇女才考虑使用。但要提醒的是，坐月子和哺乳期间最好不要使用药物减肥。

3 产后减重黄金时期

肥胖可以说是许多产后妇女的恶梦，面对体型的改变与多余的赘肉，低落情绪也油然而生。事实上，产后肥胖除了影响外观与情绪外，也容易导致疾病出现，如高血压、心血管疾病等，给健康带来危害。另外，产后有没有及时减重，和以后体重的增加有很大的关系。

产后第6周到6个月是体重控制的黄金时期，愈晚减肥，效果愈差！如果产后6个月内能够恢复到怀孕之前的体重，则8～10年后，体重平均增加2.4千克；如果产后6个月内体重无法恢复，则8～10年后，平均体重会增加8.3千克。

根据一项针对国内近千位产后6周产妇体重的调查发现，半数产妇体重竟比怀孕前还重10千克以上，主要与产前偏爱面类食品有关。调查同时发现，喂母乳的产妇，减重效果比不喂母乳的产妇好。

●我们的建议：

1.产后不宜马上施行饮食控制，最好等到第6周，身体恢复得差不多才开始减重计划。

2.产后进行运动和喂哺母乳的妇女，体重增加不多。如果喂哺能持续3个月以上，则减重的效果将会更好。

4 过早过度减肥害处多

有的妈妈产后早早开始她的减肥计划。一位年轻的妈妈，孩子刚满月时就开始跑步，而且每顿饭只吃一点羹汤。6个月后，体重由70千克降至50千克。随后经常发生头晕、头痛、失眠，令她很不舒服，不想再减肥了。但体重却控制不住地下降，而且精神状态越来越差，甚至影响到工作。一位模特妈妈为了能尽快的重返T型台，产后早早地束腰并进行大运动量的锻炼，后来导致了小便失禁。

正常情况下，宝宝降生后，妈妈的体重要比怀孕前重5千克左右，这些增加的重量来自增大的乳房、子宫和部分增加的脂肪。这些重量在度过产褥期和哺乳期后会逐渐消失，所以新妈妈分娩后不要急于给这些增加的体重"减肥"。

●我们的建议：

1.尽早开始注意饮食

应该在怀孕后就注意自己的饮食，不要过多进食甜食和小糕点、饼干等食品。宝宝需要较多的蛋白质，因此妈妈应该多进食肉类、鸡蛋和奶制品，要比怀孕前多一半左右，而米面类的主食量应该与怀孕前差不多。如果发现腹部脂肪越来越厚，就要少吃饭，多吃肉。

2.循序渐进

不要企图产后"马上"恢复体形。如果想给宝宝母乳喂养，那么在哺乳期就不宜节食，可以在产褥期结束后逐渐开始运动，注意在运动中不要过分用力。如果不哺乳，产褥期也要进食足量的肉类、蛋类和牛奶，主食可以适当减少。不论是什么方法，都不要试图在短时间内达到目标，把计划定在1年左右比较合适。

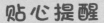

贴心提醒

喂哺母乳的妈妈们，过度限制热量的摄取，会影响产生乳汁的能力，进而妨碍宝宝的营养摄取，最好到产后3个月开始减重。

5 产后减肥，聪明建议

产后肥胖的妇女往往出现食欲不振、四肢无力、生殖器恢复缓慢，严重的甚至会出现尿失禁、子宫后倾或脱垂等问题。因此，积极预防生育性肥胖应引起产妇及家人的重视。

●我们的建议：

1.产后42天内不要节食

无论是孕期还是产后，饮食原则都应达到膳食平衡，避免高脂肪、高热量的食物，既要保证营养，又要避免营养过剩。首先，饮食结构要合理，每天所摄取的蛋白质、碳水化合物及脂肪类食物要搭配好；其次是要适量。

产后要增加营养，但不要偏食鸡鸭鱼肉蛋，应荤素食搭配，牛奶、蔬菜、水果、主食都要吃，尽量少吃甜食、油炸食品、少吃动物油、肥肉、动物内脏。

产后42天内不要节食，此时产妇的身体还未恢复到孕前的程度，还应保证营养的供给，但同时也不要吃得太多了，造成营养过剩。

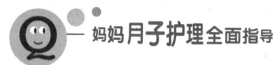

2.自然分娩：产后第一天就开始活动

一般自然分娩的产妇，在产后第一天就可以开始活动，例如在床上做一些翻身、抬腿、缩肛运动。尤其是缩肛运动对产后盆底的肌肉和黏膜的恢复非常有益。剖宫产的产妇，拆线前可以适当做些翻身及下地走路的活动，拆线后就可以适量地活动了。

孕妇在产后一周可做点轻微的家务活。每日饭后坚持散步，可以促进新陈代谢的调节，促进脂肪分解，消耗体内多余的能量，使自己不致发胖。产后1周，可以开始在床上做一些仰卧起坐、抬腿活动，以此锻炼腹肌和腰肌，有助于腹肌的恢复，同时又可减少腹部、臀部的脂肪。

3.腹带不能过紧

产后产妇的肚皮较为松弛，每当活动量大时，体内游离

Tips

产后运动的注意事项

1.自然分娩的产妇，应在产后12小时后，在床上做上肢的轻度活动，例如扩胸、平展双臂绕肩、侧卧单肩绕环。剖宫产妇，24小时后可以进行同样的活动。这样做会尽快恢复血液循环，特别是肺循环，防止血栓形成，减少产褥期重症发生，肩带部活动亦助于胸肌力量的加强，支持乳腺组织，有益泌乳。

2.产后第4天，产妇除了上肢活动和下地走动以外，还要增加腹肌、盆底肌、提肛肌的一些训练（剖宫产者除外）。

3.有些产妇不适宜产后训练，例如产后大出血、产褥期严重感染、妊娠合并重症肝炎、妊娠合并心脏病、急慢性肾炎、重症糖尿病、甲状腺功能亢进、肺结核、产妇严重心理障碍、6个月内头部受伤者。

的脏器牵拉会使人感到非常难受。产妇在产后早期可以使用腹带，但切记腹带不能过紧。

4.忌吃减肥药

千万不要吃减肥药、减肥茶。减肥药主要通过减少吸收营养，增加排泄量，从而达到减肥的目的。同时，若在哺乳期吃减肥药，药物会从乳汁里排泄，这样就等于给婴儿也吃了减肥药。婴儿肝脏解毒功能差，减肥药容易引起婴儿的肝功能异常。

5.信心最重要

产妇产后的心情也很重要，不要总是心事重重的样子，要开朗。产后身体内各个器官由旧的平衡转向新的平衡，大约需要42天才能恢复到孕前的水平，回复到正常状态。这时产妇的信心和平和的心态，才有助于身体的恢复。

6 肥胖杀手：控制饮食

中国人相当重视坐月子，认为产妇在坐月子期间应该大量进补，才能补充元气，将身体调养到最佳状态。不过，产妇如果在坐月子期间忽略了饮食控制的重要性，摄取过多热量，很容易会让产后肥胖的问题更加恶化，甚至错过产后瘦身的时机。因此，生产后的女性，特别是自然生产的女性，应该了解饮食控制的理念，在坐月子期间适当地补充需要的营养，一方面恢复因为生产所耗损的体力与元气，一方面也开始为产后瘦身做准备。

对产后妇女来说，做好饮食控制是远离肥胖的关键，除了必须注意摄取量之外，对于饮食内容也要加以调整。产后妇女可以先向营养师咨询，掌握了自己目前的热量摄取状况之后，再做适当的调整。

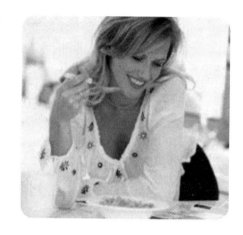

1.每天喝2杯牛奶，牛奶中的脂肪含量仅为3%，喝后容易产生饱腹感，既不易使人发胖，又可使身体得到充足的蛋白质、钙质及大量的B族维生素、维生素A等营养素。选用脱脂奶也不失为一种上策，脱脂奶与全脂奶中的蛋白质含量是一样的，但有助于控制脂肪过多摄入。

2.每天吃5两深绿色蔬菜，深绿色蔬菜中富含膳食纤维、胡萝卜素、维生素C、钙、铁等营养素，如芥蓝、西兰花、豌豆苗、小白菜、空心菜等。最好在就餐时先吃这些食物，这样可以增加热量消耗。

3.每天最少吃3两主食，不吃主食固然可消耗身体脂肪，但会产生过多代谢废物，对健康不利。主食中最好有一种粗粮，如燕麦、玉米、小米、甘薯、豆子等。这些粗粮富含膳食纤维和B族维生素，吃后不仅让人不容易产生饥饿感，还不会吃得太多。

4.以大吃特吃水果的方式满足食欲是大错特错的，水果中含糖8%，有时糖含量可达到20%，香蕉中也含有很高的淀粉。因此，每天吃水果的数量也要注意限制。数量最好控制在300克以下（去皮去核后），吃香蕉不应多于2根以上。

5.吃水果的时间也不可忽视，这对于控制过多热量摄取很重要。最好不要在餐后吃水果，正确的做法是在餐前吃水果。这样，等到进正餐时腹中已有食物，就不会感到饥饿。这样就不易过多进食，有助于控制体重增长。

6.多吃新鲜水果，少饮果汁。因为，吃水果的饱腹感要比喝果汁明显得多。提醒一点，有水果时最好不吃沙拉，水果拌上沙拉酱和糖就会热量大增。如果有新鲜水果，尽量不去吃干果，干果去掉水分后热量密度直线上升。

7.经常吃一些需要多咀嚼才能咽下的食物。营养专家认为，人在咀嚼300次时就开始产生饱感，这样也有助于控制进食量。

8.选择既有营养又可控制热量的食物，如多选低脂肪及低蛋白的食品，像豆制品、牛奶、鸡肉、鱼等；多选新鲜蔬

Tips 减重的要点

1.减重期间，应适时咨询医师、营养师依个人情况做调整，以不影响母体乳汁分泌及本身健康为前提。

2.六大类食物均衡选食，若不注意而引致营养不良，反而得不偿失。

3.喂哺母乳会消耗产妇许多热量，对于产后瘦身也很有帮助，可说是经济健康的瘦身方式。

4.减重其实是一段饮食及运动习惯养成的耗时历程，尤其是产后妈妈们，因本身情况考量，要以更缓慢的速度减重才行（1周减0.5千克），千万不要心急！

菜、海藻。如果是同一类的食物，应该选择脂肪少、热能低的品种，如可用鸡肉代替猪肉。

9.只吃天然食品，少选含人工合成剂以及加工的食品。因为，这些食品中往往加入过多的人工色素和化学添加剂，不仅污染母乳，没有多少营养，还会增加肝肾负担，如选择炸薯条就不如选择新鲜马铃薯。

10.食物的原料和调味品也应养成定量的好习惯，可在家中备一个小台秤随时称一下，这样可以帮助控制量。

11.少吃甜食，包括撒在水果和麦片上的糖，还有蛋糕、饼干、面包、食品派等，这些食物都会使新妈妈在不经意中过多摄取糖分。

12.有些食物虽然从表面上看并不含有糖分，如沙拉酱、热狗、汉堡包、罐头及一些冷冻蔬菜，但其中可能含有蔗糖、葡萄糖、蜂蜜或玉米糖，进食时应留心看包装上的标注，以免不知不觉吃进去很多糖分。

13.少做煎炸食品，如果煎炸一定要在食品外面挂浆，并挂浆要薄，以减少吸油。同时，注意控制进食过多动物油，即使是植物油也要限量，最好选用新潮食油，如橄榄油、玉米油等。

14.炒菜时注意尽量不要时间过长，以免水分流失。最好让菜肴保留较多的水分，这样可以增加菜肴的体积，吃进去能够起到更好的饱腹作用。

15.注意控制做菜的用油量，最好选择清蒸、煮、烩、氽、熬、拌等省油的方法，每天的烹调用油量不超过30克。

16.煲汤时要注意频繁将漂在汤上面的油撇去。如果顿顿饭离不开汤最好煲清汤，不要做浓汤，浓汤含有较高的热量。

17.不要拒吃马铃薯，以为它是发胖食品。马铃薯中固然含有不少淀粉，但毕竟大部分是水分，约占总量70%，重要的是含有大量能够产生饱腹感的膳食纤维，因此，用马铃薯代替主食具有减肥效果。

18.可以用马铃薯代替主食，但不要把它当作蔬菜。因为，马铃薯的热量虽然比主食要少，可比起蔬菜来却是大得多。人们在进餐时也总习惯于多吃菜，如果把马铃薯当菜吃，同时又不注意减少主食量，容易摄入过多热量。

19.每天清晨起床后先喝一些温开水，这样有助于降低食欲，减少进食量，如果能够坚持在三餐前都饮用温开水会有更好的效果。

20.饮水不可过量，以喝后不觉胃胀、不感恶心或不影响食欲为好，不然反而会诱发饥饿感，增加进食量。

21.一日三餐要定时、定量，注意营养均衡。不要吃得过饱，三餐进食要均匀，并在进餐时讲究科学顺序，如可在餐前先上汤，吃饭时先吃体积大、热能低的清淡食物和蔬菜。

22.进餐过程中要专心致志、细嚼慢咽食物，并在咀嚼时手不要碰别的食物。餐后马上刷牙漱口，以免残留在口腔中食物的气味诱惑自己想再吃的欲望。

23.平时注意远离食物的诱惑，如经常把食物放在自己看不见或不容易拿取的地方。

24.不要为了避免发胖，有时一天吃二顿或一顿，甚至一天不吃饭；或遇到爱吃的食物就多吃，下一顿再减肥，没有爱吃的食物就不吃。这样，会使身体不能充分利用食物燃烧释放的热量，而是过多将热量储存起来，由此增加摄食量，反易使脂肪堆积在皮下。

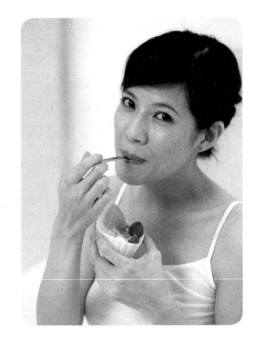

25.进餐时最好不要喝佐餐饮料，平时应注意少喝饮料。饮料与水似乎没有太大区别，但不节制饮用会使人在无意之中长胖。特别想喝时，可以喝一些低热量或无热量的新型甜味饮品。

26.每餐做饭时只做够量的食物，盛饭之后再去掉一口，避免克制不了自己多吃的欲望而过多进食。

27.水果、蔬菜、纯谷类食物热量密度较低，动物性蛋白质及脂肪类食物热量密度较高。加工的谷类食品尤其是干燥加工食品，如饼干、面包、干果等热量密度也相当高。因此，在烹调时注意降低食物的热量密度，如炒香肠时可加些蔬菜。这样，在吃好吃饱地同时又可降低总热量摄入。

28.低热量密度的食物通常不耐饿，常在饭后2～3小时便会产生饥饿感。可在正餐之间加些低热量的小零食，如小萝卜条、芹菜条等来充饥，这样不会使人增肥。

29.无论是否哺乳，按时称体重是了解自己热量摄取是否偏高或偏低的最佳方法。如果没有达到理想的效果，要随时调整饮食上的热量摄取。

7 用束腹用品苗条身材

生产后的体重不等于怀孕前的体重。整个怀孕过程，妈妈会增加10~12千克的体重，当然有人更多。一般新生儿的体重在2.5~3千克，羊水、胎盘等附属物品约1~2千克。所以产后尚有5~7千克的重量没有消失，并且大部分都积蓄在腰、腹、臀部。所以，宝宝诞生后，要设法在坐月子的6~8周间，赶快瘦下来。要不，容易中年发福。

顺产妈咪在产后已经可以使用束腹带，能收减产后腰围。尤其针对胃部及腹部重灾区位置，用束腹带一个月即见成效。

束腹用品有增加腰部支撑的功能，可以预防、减轻产后腰酸背痛。好的束腹用品，腰部支撑力强，伸缩性强无束缚感。选择束腹用品时，纵向、横向都要具很好的伸缩弹力。材质本身的排气功能，闷不闷热等，也都会影响到穿着时的舒适感。

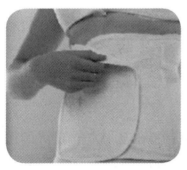
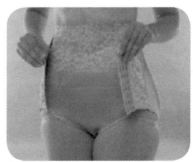

Tips

不宜穿过紧的束身衣或束腹裤

穿著很紧的束身衣或束腹裤，反而不会很快恢复身材，应该依产后的体型逐渐调整。如果一开始就穿很紧的束裤，臀部、腹部受过度压迫，反而产生排挤效果，让大腿变得更粗，就欲速则不达。

●我们的建议：

1.除洗澡时间外，每天应束上束腹带，晚上睡觉时可稍作放松，令血液循环运行通畅。

2.剖宫生产妈咪，在产后2日可用束腹带，减少腹部活动引致伤口痛楚。

8 产后6周内减重计划

产后6周内减重的原则是充分休息、调整食量、营养均衡、轻度活动。

1.饮食

(1)未哺乳妈妈：每天摄取热量恢复到怀孕前的1600～1800卡。

(2)哺乳妈妈：为提供充足的乳汁，每天应该比没有哺乳的妈妈多增加500卡。

(3)除了均衡摄取六大类食物，坐月子期间要注意补充的营养素包括：

①蛋白质(尤其是哺乳者)：可以从脂肪含量低的瘦肉、去

皮鸡肉、鱼类及牛奶中获取。

②纤维：从蔬菜、水果、糙米、全麦面包等获取，可以避免产后便秘，还可以增加饱足感。

③铁：从紫菜、文蛤、黑芝麻、红豆、鸡蛋等获取，一星期吃一次麻油猪肝汤也不错。

④钙：建议每天喝2杯牛奶，哺乳的妈妈可以喝3杯，或者吃小鱼干、豆腐、豆类等。

2.适合的运动

(1)下床走动，并做一些简单、轻松的家事，如果必须自己带孩子，就会消耗不少热量，但注意不要太劳累、且避免提重物，也不要过度用力，以免腰酸背痛。

(2)以平常走路的速度在跑步机上慢走，注意速度不宜太快。

(3)柔软体操、伸展运动。

3.配套方法

穿著束腹带支撑腹部，辅助怀孕时被撑大的腹部恢复，预防松垮下垂。

9 适度运动让肥胖远离

运动可以帮助能量消耗，减少体内脂肪的堆积，达到瘦身效果。一般来说，产后妇女容易出现局部肥胖的问题，像是腰、腹、臀等部位，而这些容易肥胖的部位，除了是受到孕期激素变化所产生的影响之外，也是比较不常动的部位。因此，针对这些肥胖的部位，运动可说是增加脂肪燃烧的有效方式。

关于运动，请参见本书"月子妈妈产后活动操"。

10 不增肥的营养菜谱

1.健康豆腐

原料：豆腐100克、碗豆荚50克、黑木耳50克、金针50克。

调料：姜丝、葱、花生油、蚝油、太白粉适量。

● 制作方法：

(1)豆腐切长条，热水川烫，金针用水泡开后，再用热水川烫。

(2)碗豆荚、黑木耳分别切丝备用。

(3)热锅入油爆香，姜丝及葱段之后，分别将黑木耳、金针放入拌炒。

(4)放入豆腐、蚝油及少许的水，以小火闷煮约5分钟，起锅前再加入碗豆荚，并改以大火，略勾薄芡即可。

功效：碗豆荚、黑木耳有降低胆固醇的功效，并含有高纤维。

2.三色豆腐

原料：豆腐200克，鸡胸肉100克，彩色甜椒、香菇50克，葱、虾米适量。

调料：盐、姜片、麻油适量。

● 制作方法：

(1)香菇及虾米分别用水泡软。

(2)豆腐、彩色甜椒、香菇切块备用。

(3)鸡胸肉川烫、待凉后切片。

(4)热锅入麻油，爆香虾米、香菇及姜片，之后再入豆腐、彩色甜椒及葱段，以大火略为拌炒，加入调味料即可。

功效：适量油脂、高维生素C，相当营养可口。

3.什锦豆腐

原料：豆腐200克，瘦猪肉、火腿、笋尖各25克，虾子、鸡肉50克，干冬菇5克，干虾米10克。

调料：猪油5克，葱花、姜末、料酒25克，酱油15克，肉汤100克，味精1克。

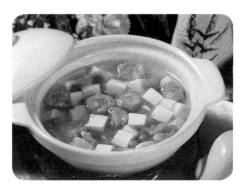

● **制作方法：**

(1)将冬菇用水发好，和猪肉、鸡肉、笋尖、火腿均切成片。

(2)将豆腐蒸一下，取出后切成方块。

(3)将油放入锅中上火，待锅热，把姜末、虾子放入锅中炒一下，之后立即放入蒸好的豆腐和切好的肉片、鸡片、火腿片、笋片及虾米，略煮一会儿，倒入酱油、料酒略炒，加入肉汤待烧开后倒入砂锅内，放在小火上约煮10余分钟，再加入味精，即可上桌。

功效：补气生血、健胃益肺、润肤护肤、养肝健胃，能促进产妇身体康复，对有贫血(含铁量高)、各种出血症、结核病、软骨病、肝炎、肾炎、营养不良、食欲不振、舌炎、癞皮病的产妇及乳母更为适宜。

4.蔬菜烩豆腐

原料：豆腐200克，豆芽菜、胡萝卜、青椒80克，香菇、葱末适量。

调料：盐、胡椒、味憎、香油、米酒、太白粉、高汤适量。

● **制作方法：**

(1)豆腐切大块入高汤及调味料，以小火炖煮约15分钟。

(2)胡萝卜去皮、切丝，用滚水煮至熟软，捞出备用。

(3)另起油锅，入葱末爆香，再入香菇炒香后入胡萝卜、豆芽菜、青椒略为拌炒并淋在豆腐上即可。

功效：营养设计重点为低油、高纤维。

5.哈密瓜盅

原料：哈密瓜一个、蛋、胡萝卜、西洋芹适量。

● **制作方法：**

(1)哈密瓜洗净，由上端横切将籽挖除。

(2)蛋打散加少许水，胡萝卜去皮切丁，西洋芹洗净切丁备用。

(3)将胡萝卜、西洋芹加入蛋液中再倒入哈密瓜肚子里。

(4)将哈密瓜移至蒸锅中，盖上锅盖以大火蒸至蛋液凝固即可。

功效：哈密瓜水分多、容易有饱足感，并含有高纤维。

6.麻油猪肝

原料：猪肝。

调料：老姜、麻油适量。

● **制作方法：**

(1)用米酒洗净猪肝，切成1厘米厚度，体重每10千克要取60克。

(2)每10千克体重取60克老姜，连皮一起切片。

(3)每10千克体重取6毫升麻油。

(4)老姜先用麻油炒香，成浅褐色，放在锅边待用。将猪肝放入锅内，用大火快炒再倒入米酒煮开后，马上关火，趁热吃。

7.清蒸茄段

原料：茄子一根。

调料：油、蒜泥、酱油、白醋适量。

● **制作方法：**

(1)茄子对剖切长段，放入碗内，加油、水拌匀。

(2)将茄子取出排盘，覆上耐热胶膜入电饭锅或微波炉蒸软。

(3)沥干水分，沾酱料食用即可。

功效：清蒸低油，甜度不流失。茄子用清蒸，比水煮口感更好。

8.双菇煮鸡肉

原料：鸡胸肉200克，金针菇、香菇100克，九层塔、太白粉、蛋适量。

调料：蚝油、花生油、盐、酒、胡椒粉适量。

● **制作方法：**

(1)鸡胸肉切细长条，加盐及酒，腌约20分钟，沾蛋液后再加太白粉。

(2)金针菇去除根部洗净，新鲜香菇洗净切片备用，九层塔亦洗净备用。

(3)热锅入油，先入鸡胸肉拌炒，再入金针菇、香菇及所有调味料拌炒，待熟软后入九层塔拌炒即可。

功效：热量低，味道佳。

9.青木瓜肋排汤

原料：肋排200克，青木瓜100克。

调料：盐、嫩姜、葱花、酒少许。

● 制作方法：

(1)肋排切小块滚水川烫。

(2)青木瓜切小块备用。

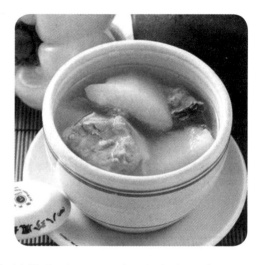

(3)水烧开放入肋小排、青木瓜、嫩姜片，盐大火开后转小火煮约25分钟，洒上葱花即可盛出。

功效：青木瓜是一种高纤维食品，又可促进乳汁的分泌。肋骨排富含钙质、铁质及蛋白质，是一道很不错的产后汤品。

10.黄豆卤海带

原料：黄豆200克、海带100克。

调料：酱油、水、芝麻、八角、麻油、糖、姜末适量。

● 制作方法：

(1)海带洗净浸泡30分钟，黄豆泡水3小时。

(2)海带、黄豆与调味料下锅卤20分钟，至汤汁收干。

(3)海带顺向切4厘米长的段状，将黄豆摆于海带上即可。

功效：促进排便。

11.黄芪茯苓鸡汤

原料：鸡腿250克，黄芪、茯苓、红枣100克。

调料：盐、料酒适量。

● 制作方法：

(1)鸡腿切块入热水中川烫、捞起沥干。

(2)黄芪、茯苓、红枣清水冲净。

(3)将上述加6碗水熬汤，大火开后转小火煮约25分钟，加料酒及盐调味，即可食用。

功效：补中益气，去湿消脂。

12.醋拌莲藕

原料：莲藕150克、海带芽50克、胡萝卜100克。

调料：盐、酱油、白醋、果糖适量。

● **制作方法：**

(1)莲藕削去外皮，切薄片入热水中川烫，捞起沥干待凉；胡萝卜削去外皮、切小片。

(2)海带芽以清水浸泡、盐水洗净，以热水滚烫，入冷开水中浸泡一下，取出沥干水分切小段。

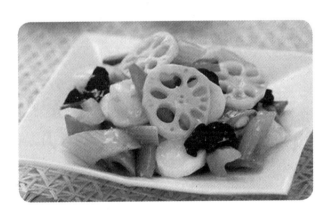

(3)将上述加调味料和匀，即可食用。

功效：行气消食积，利水气。

Part 13 妈妈月子不适的护理

产后妈妈们都很关注宝宝怎样健康成长，但同时妈妈们不能忽视自己的健康问题哦。关注宝宝的同时也要注意自己的身体，与宝宝一起享受健康的生活。

1 恶露不尽怎么办

产后，产妇的阴道会流出类似经期的血，但量稍微多一点，这就是所谓"恶露"。子宫收缩会帮助恶露排出。

恶露的排出量受几个因素的影响，如由较长时间的卧姿改为立姿，则恶露流出量增加，所以许多产妇经过一夜的休息后，早上发现恶露量增加许多。如果恶露一直持续流出，或再出现红色恶露的现象，即表示子宫复旧不全，或是发生感染，一旦子宫受到感染，则排出来的恶露会有恶臭味。

一般而言，产后2～3周子宫颈便完全闭合，届时恶露也即将停止。如果产后3～4周恶露仍然持续着，那么有待进一步检查其原因的必要。

一般处理恶露的方法如下：

1.将脱脂棉或棉纱剪成5厘米大小，煮沸消毒后浸泡在2%

的硼酸水或来苏液体，或浸泡在稀释1000倍的消毒皂液中即可。随之将消毒过的脱脂棉装进容器中，以便随时使用。脱脂棉或棉纱煮沸时间只需5分钟即可。

2.更换脱脂棉时(排便、排尿后)，一定要先洗手。擦拭便尿时，要由外阴部向肛门方向。如果反之，会使肛门部的杂菌带进分娩时留下的外阴部伤口中，引起感染。不可用同一块消毒棉纱擦2次，每擦一次更换一块。

3.消毒后要垫上新的布巾和脱脂棉，药布应垫在最上面，不然的话，棉屑会沾在外阴部上。随后缠上工字带或月经带。

●我们的建议：

1.产后需常换洗内外衣裤、卫生巾，保持外阴部的清洁干燥。

2.不宜盆浴，以防污水进入阴道引起感染。

3.用1：5 000高锰酸钾溶液或0.2%新洁尔灭液擦洗外阴，每日2～3次。

4.使用产褥垫时，应避免从肛门方向放入；拿取产褥垫时，尽可能不接触产褥垫中间部位，以防止污染。

Tips

运动疗法促排恶露

产妇跪于床上，使脸及胸部尽量贴紧床面，两腿并拢，屈臀，头转向一侧。每次保持10分钟左右，每天2～3次。

从产后第14天开始做，不可过早进行。若产妇身体弱，也可用俯卧30分钟来代替。

2 排尿困难怎么办

正常情况下，产妇于分娩后4～6小时内应当排一次小便。有些分娩不顺利的产妇，产后长时间(7小时以上)膀胱充盈，而不能自排小便或尿不干净，这种现象又称为尿潴留。排尿困难多见于初产妇。

产后及时排尿，这是产后恢复期的一件大事。一旦发生尿潴留，膨胀的膀胱可能影响子宫收缩，不利于产后恢复。

如果产妇排尿留有残余，细菌容易乘虚而入，发生尿路感染。同时，尿潴留会使膀胱肿大，妨碍子宫收缩从而会引起产后出血，还易引起膀胱炎。

●我们的建议：

1.产后4～6小时内，无论有无尿意，应主动排尿。

2.产后短时间内多饮水，使膀胱迅速充盈，以此来强化尿意。

3.不习惯卧位排尿的产妇，可以坐起来或下床小便。

4.用温开水洗外阴部或热水熏外阴部以解除尿道括约肌痉挛，诱导排尿反射。也可用持缓的流水声诱导排尿。

5.在耻骨联合上方的膀胱部位，用热水袋外敷，以改善膀胱的血液循环消除水肿。

6.如排尿实在有困难，可以找大夫进行针灸治疗，或在严密消毒情况下采取导尿措施。

Tips

产后排尿的注意事项

1.让产妇精神放松，树立信心，采取产妇自己习惯的排尿体位。

2.注意尿道卫生，防止泌尿系统感染。

3.排尿后仍需注意防止膀胱内有残余尿。检查方法：产妇排尿后在耻骨上方用力压小腹部，体会一下是否还有尿意。如果仍有尿意，说明有残余尿。这时，应该采取措施，直到恢复正常排尿为止。

3 尿失禁怎么办

尿失禁是一种令人尴尬的病症，难以说出口。

妇女生育后，盆底组织松弛，耻骨尾骨肌群张力降低，咳嗽或用力时由于腹内压升高压迫膀胱引起尿失禁。

●我们的建议：

1.产后在身体尚未复原之前，不宜过早地剧烈运动或用力过度或提重物。

2.尽量避免感冒，一旦感冒及早治疗，因为咳嗽剧烈时可引起尿失禁。

3.经常作缩肛锻炼，即做收缩肛门的动作，每日30次左右。

4.经常联系憋尿动作，即做关闭小便的动作，每天2次，每次10分钟。

5.炙关元、气海穴可以治疗尿失禁。

4 怎样护理子宫

怀孕期间，奇妙的子宫就是宝宝的家，生产后，子宫仍然重约近700克。下压腹部中间，子宫摸起来是硬硬的，和葡萄柚一般大小。在你分娩后的第一个小时内，护士或助产士会揉压你的子宫，帮助子宫收缩。生产1周以后，用手下压腹部时，可能就不会摸到子宫，到了产后第6周，子宫就会收缩到仅有50多克。

产妇用手在肚脐周围寻找子宫的位置，如果找不到一个硬硬的、如球状的物体，就需要做子宫按摩，藉此加速子宫的收缩。

●我们的建议：

生产当天，产妇只要稍作休息之后，即可开始施行子宫按摩法：一手托住子宫底，另一手置于肚脐附近作环状按摩。

5 怎样预防子宫脱垂

子宫位于膀胱与直肠之间，呈倒置的梨形微前倾，站立时位于骨盆中央，子宫体向前向上，子宫颈向下前方。维持子宫正常位置的是子宫韧带、盆底肌内组织。正常子宫的位置是前倾前屈的，如果子宫沿阴道下降，甚至部分或全部脱出于阴道口以外，这叫子宫脱垂，俗称"掉茄子"或"掉葫芦"。

造成子宫脱垂的原因，主要是由于分娩时损伤盆底肌、阴道、产后疏于保养，不能完全复原。到了老年因盆腔内韧带、筋膜松弛，肌肉张力降低，或因产后便秘、长期咳嗽、持续下

Tips

贴心提醒

子宫按摩法须做到子宫转硬为止，子宫变硬表示收缩良好，即可停止按摩。产妇可视本身子宫的软、硬程度来决定按摩的次数及时间。

蹲动作造成子宫脱垂。

●我们的建议：

1.产后充分休息，不要长久站立、持续做下蹲动作、提重的东西、过早跑步、走远路，不可做上举劳动。

2.加强盆底肌和提肛肌的收缩运动。如抬臀运动，让产妇仰卧屈腿，有节律地抬高臀部，使臀部离开床面，然后放下，每日2回，每回连作10～15次，能使盆底肌、提肛肌逐渐恢复其紧张度。

3.适当下地活动，或做一做产后体操，有助于恢复肌肉张力，防止发生子宫脱垂。

4.保持大便通畅，如有便秘，可服麻仁丸6克，每日二次；或早晚服蜂蜜一匙，以润肠通便。绝对禁止用力大便。

5.注意保暖防寒，防止感冒咳嗽。患有慢性咳嗽者应积极治疗。

6 怎样照护产后伤口

"好痛！"这应该是大多数妇女对生产最刻骨铭心的印象了！在克服了阵痛对身心的磨难后，事情并没有就此结束，因

Tips

子宫脱垂后的护理

1.患子宫脱垂的妇女常有下腹、阴道和会阴部下坠感，并常觉腰酸。一旦出现这些症状，要积极治疗。

2.若已经发生子宫下垂，应绝对卧床休息，可多食用补气升阳益血的药膳，如人参粥、参粥、人参山药乌鸡汤、人参肘子汤、黄羊肉汤等。

为接踵而来的身体变化仍会让产妇感到困扰，像伤口多久会愈合？可以碰水吗？等等。

产后伤口的种类有：

1.自然产伤口

自然生产多少会对子宫颈口及阴道组织造成一些改变或破坏，但是，这样的伤口通常会在产后自行愈合；若是因为产程进展太快，或者在待产期间不当的用力所导致的阴道撕裂伤，则往往必须藉助外科修补术加以缝合，才不致延缓复原的时间。所以，有时候为了避免产妇发生较大范围且不易处理的会阴撕裂伤，产科医师或助产士通常会以会阴切开的方式来帮助胎儿顺利生出来。为会阴及阴道的血管丰富，所以切开处的伤口大约在3～4个星期即可完全愈合。

2.剖腹伤口

虽然怀孕、生产是一种自然的过程，但仍有一些原因使妇女无法以自然的方式生下婴儿，这时就需要以剖腹生产方式，经由腹壁及子宫切口将胎儿取出，可以帮助无法顺产的妇女能够安全的迎接新生儿的到来。由于手术伤口范围较大，表皮的伤口在手术后5～7日即可拆线或取除皮肤夹，但是，完全恢复的时间大约需要4～6个周。

●我们的建议：

无论是会阴切开伤口或剖腹伤口的照顾原则大致相同，但因部位的不同，所以在促进伤口复原时就必须运用不同的技巧。

1.必须注意的是感染的问题。完整的皮肤是保护身体的第一道防线，因此伤口局部的红、肿、热、痛绝对不可忽视，只要不适感持续未改善或者出现脓性分泌物时，记得赶快回到医院检查；除此之外，阴道大量出血或者排出多量血块也是不正常的情形，应尽速就医。

2.促进伤口愈合，要从以下几个方面着手：

(1)保持伤口清洁干燥；

(2)温水淋浴；

(3)避免疤痕产生；

(4)注重营养摄取；

(5)适度运动；

(6)身体清洁；

(7)勿提重物；

(8)性生活勿急躁。

7 顺产伤口怎样护理

每日早晚用清水或稀释消毒药水清洗伤口，从伤口前面向后轻抹，每抹一次便要将用过的棉花丢掉，以免将肛门细菌感染至伤口。如洗抹数遍，最后再用干净及柔软纸巾抹干伤口。

8 晚期产后出血怎么办

晚期产后出血是指分娩24小时后，在产褥期内发生的子宫出血，其原因主要有胎盘胎膜残留、宫内感染、子宫复旧不良或剖宫产术后子宫切口愈合不良等。失血过多可致严重贫血或休克，危及产妇生命。中医称本病为"产后恶露不绝、产后血晕"。

晚期产后出血于产后1～2周发病最为常见，也有迟至产后6～8周发病的。产后出血是目前孕产妇死亡的首要原因，应该引起重视。

产后出血是指产后持续阴道出血，少量、中量或大量或于分娩后数日突然大量出血。剖宫产后出血可发生在产褥末期，伴头晕乏力，面色苍白等贫血症状。严重者可致失血性休克，危及生命。

妇科检查时，软产道无损伤，宫口松，鲜血从宫腔流出，子宫大而软，有时见残留胎盘组织或淤血块堵塞宫口。

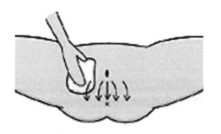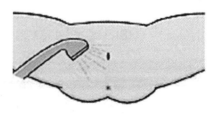

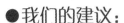

●我们的建议：

1.小量或中量阴道出血，应使用足量广谱抗生素、子宫收缩剂以及支持疗法，中药治疗。

2.疑有胎盘、胎膜残留或胎盘附着部位复旧不全的产妇，在给用抗生素的同时或控制感染后做清宫术，刮出物送病理检查。

3.急性大量出血的产妇，及时输液、输血，以控制发生休克。

4.剖宫产后子宫切口感染出血，治疗无效时需做子宫全切除术。

9 产后不规则出血怎么办

有些产妇在月子期间，会出现不规则的出血。通常是忽然来一阵血，鲜红色的，有时是血块，1个小时就没有了，后面也没有继续出血。如此现象可以3~5天发生1次。

发生这种情况主要是喂母乳所造成的。婴儿吸吮母乳会使泌乳素升高，排卵功能受到抑制，加上子宫收缩，使得子宫内膜细胞造成部分剥落，引发出血。这种情况在给婴儿断奶之后，自然就会好起来。

10 怎样预防产褥感染

产褥感染又称产褥热，是指产褥期生殖道感染引起的局部或全身炎性变化。生殖器官感染可能引起膀胱炎、肾盂肾炎，治疗若不彻底可变成慢性泌尿系统炎症，急性感染严重者可并发败血症。到目前为止，产褥感染和出血、妊娠、高血压综合症仍是产妇死亡的三大主要原因。

产褥热时，产妇发生持续发烧不退，体温超过38℃；或突然高热寒颤，体温超过39℃。多数产妇在分娩48小时后开始发烧，伴有下腹隐痛、恶露混浊并有恶臭味，恶露量多；子宫肌炎严重的，恶露无臭味，量少，子宫大而软，有压痛。当蔓延至子宫邻近组织时，患者会有发烧、腹痛加重，子宫旁一侧或双侧增厚有触痛，发展为腹膜炎或败血症者，可出现寒颤、高烧、脉快、腹胀、全腹部剧烈压痛、反跳痛、腹肌紧张。如细菌毒力强而机体抵抗力低，可发生感染性休克甚至死亡。

产褥感染的病因可分为内源性感染和外源性感染：

1.内源性感染是指孕妇在怀孕和分娩过程中，由于身体虚弱、营养不良、机体抵抗力下降，使原来存在于阴道或肠道的细菌大量繁殖，成为致病菌，引起产妇感染。

2.外源性感染是指由于孕妇在近预产期内盆浴或性交，分娩期的多次内诊、肛查，分娩过程中的胎膜早破、产程延长、产道损伤，或产褥期所用的不洁内衣及便盆等均可使致病菌进入生殖道，引起产褥感染。

●我们的建议：

1.产前产后加强营养，充足休息，以增强抵抗力。

2.分娩后多喝白开水，4~6小时内排尿。产后每次排尿要留意是否将尿排尽，以免细菌在里面繁殖。

3.注意卫生，保持会阴部清洁，每日用温开水或1：5000高锰酸钾溶液清洁外阴，以防逆行感染。产褥期应使用大片卫生棉吸收恶露，并经常更换保持干爽舒适，每次如厕大小便都要用温开水由前往后冲洗会阴部。

4.及早下床活动，有助于膀胱肌肉功能恢复。

5.穿棉质内裤，避免穿紧身的裤子或紧身特殊裤袜。

6.月子里禁止性交。

7.产后发热时，切不可滥用退烧药，要经医生检查后针对病因进行治疗。产妇应在产后24小时至10天内，每4小时量体温1次，若有2次体温超过38℃，须立即求医诊治。

11 产后发烧怎么办

在产褥期，产妇的体温一般是正常的。如因产程过长而过度疲劳，或精神紧张，或进食饮水量不足以致体力消耗较大者，在产后1天内体温可有轻度升高，但一般不超过38℃，经过休息、进食、饮水，疲劳消除后，一般在24小时内，体温就可恢复正常。

产后3~4天，产妇开始分泌乳汁时，由于乳房的血管和淋巴管扩张充盈，乳房膨胀，体温可略有升高；如乳房过胀时，体温可升到39℃，但一般仅持续数小时就可下降。

产后第2~10天，若产妇体温有2次升达到或超过38℃，而这2次体温升高的间隔在24小时以上者，则为病态，应该考虑是不是发生了产褥感染。

●我们的建议：

产妇在产褥期持续发热，尤其是高热，会影响身体健康，应该及时请医生检查、治疗。

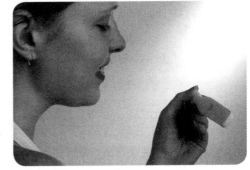

12 产后便秘怎么办

产后几乎所有的产妇都会便秘，这是因为分娩前后基本不进食、腹压降低不易用劲；会阴切开或痔疮疼痛不能用劲；产后卧床休息，肠蠕动减弱等。各种不利条件相互重叠，导致大便秘结。产妇产后超过3天未排大便，就应警惕便秘的出现。

●我们的建议：

1.生产后尽早下地，适当活动，多饮水促进肠蠕动。

2.做缩肛运动，每天坚持1～2次，每次10分钟左右。

3.多吃蔬菜、水果，还可吃点香油或蜂蜜。忌食辛辣煎炒油炸食物。

4.单用食物不能纠正便秘时，可口服缓泻剂果导片或酚酞，睡前2片。如有便意解不出大便，可用开塞露。

13 痔疮发作怎么办

痔疮其实就是肛门附近的静脉血管扩张的结果，是常发生

Tips 贴心提醒

1.妊娠期伴有妊娠中毒症，产前有胎膜早破或产程过长或分娩过程中产道有裂伤者，如产后发热，就应该考虑是否由产道感染而引起的。

2.有心脏病、肝炎或泌尿系感染等合并症者，产后体温也可升高。产后发生上呼吸道感染、乳腺炎或中暑者，也可导致发烧。

在孕妇和刚生产后的妇女身上的毛病，因为子宫扩大，进而压迫到附近所有的组织。虽然没什么大碍，可是令人很不舒服。便秘会使痔疮的情况更严重。

●我们的建议：

1.一天数次坐泡在盛有温水的澡缸中，每次10分钟(称为坐浴)，可以在水中加一些烹调用的苏打粉。

2.避免过度擦洗痔疮的部位，因为这样做只会更不舒服。

3.用冰袋冰敷消肿(冰敷10分钟，然后移开冰袋等10分钟)。

4.避免坐着或站立太久，尽量不时地更换姿势。

14 会阴疼痛怎么办

肛门和阴道中间的这个地带是称为阴道口周围组织，必要时医生会在这个部位作外阴切开术，外阴切开术是在分娩时将阴道口周围组织切开，使产道口扩大而避免周围皮肤的撕裂。医生这样做的原因是因为撕裂的皮肤比起用手术刀切开再缝合的伤口，愈合更慢而且更不容易复原。

Tips

产后预防便秘

1.养成定时大便的习惯，以形成条件反射。但也不需要刻意等到固定时间才去蹲厕所，一有便意必须立刻去解，不可拖延。

2.大便困难切忌用力，以防子宫脱垂及直肠脱出，保持会阴清洁，以防感染。

外阴切开术的手术后复原有可能是产后最不舒服的过程，不过你可以用一些方法来减轻伤口的疼痛，同时帮助伤口的愈合。

●我们的建议：

1.用95％酒精纱布湿敷或用50％硫酸镁热敷或用红外线灯泡(无红外线灯泡也可用高瓦数的普通灯泡)光照，每日2次，每次20～30分钟，有利于消肿，减轻疼痛。

2.倘会阴伤口疼痛且局部红肿、触痛、皮肤温度升高，系伤口感染征象，须用抗生素控制感染。

3.缝线拆除后，会阴疼痛会减轻，若伤口硬而疼痛，可以用氦氖激光照射；恶露基本干净时，可用1∶5000的高锰酸钾溶液或阴道洗剂坐浴，每日2次，每次15分钟有利于促使硬结软化，消肿解痛。

15 产后腹痛怎么办

产后，子宫收缩时，引起血管缺血，组织缺氧，神经纤维受压，所以产妇感到腹痛。一般来说，这是正常的生理现象。

Tips

产后预防痔疮

1.现在，市场上治疗痔疮的药物很多，你可以向医生咨询使用哪些药物。

2.适当多吃新鲜蔬菜、水果、鱼汤、猪蹄汤，少吃或不吃辛辣食物，可以预防便秘。

3.产后尽早起床活动，初起床时可先进行轻微的活动，如抬腿、缩肛等，这对增强腹直肌能力、锻炼骨盆肌肉、帮助排便、恢复健康很有益处。

●我们的建议：

1.腹痛时，俯卧可以减轻疼痛。

2.如果疼痛时间超过一周，并为连续性腹痛，或伴有恶露量多、色暗红、多血块、有秽臭气味，多属于盆腔有炎症，应请医生检查治疗。

16 乳房疼痛怎么办

乳房胀痛多发生在产后数日到数周。大多是因为乳汁排出不畅所致。

●我们的建议：

1.局部冷敷、少喝汤，少吃高蛋白、高热量食物，减少乳头刺激。

2.由肿胀处向乳头方向按摩，或用真空吸乳器吸乳汁。

17 腰酸背痛怎么办

产后腰酸背痛，其实是怀孕后期，身体为了平衡骨盆腔中宝宝的重量，母亲的上半身往后仰造成的。产后愈不活动，腰酸背痛就愈多。

产后腰酸背痛最好的复原方法就是让腰背肌肉得到适当的休息。因为肌肉在疼痛时会释放出一种物质继续刺激四周的组织，引起血管及肌肉的收缩，造成新的疼痛。如果得不到好的照顾就会恶性循环，一直疼痛下去。

●我们的建议：

Tips

产后体操治腰背痛

1.平躺时的弯腰运动

(1)时间：产后第一周。

(2)次数、频率：每天6~8次，每次做10下。

(3)做法：仰卧，平躺在床上，双膝弯起，靠向自己的胸部，用双手抱住，慢慢用力，尽量地贴近自己胸部。保持2秒钟后，恢复平躺。

2.坐姿的弯腰运动

如果腰痛症状开始减轻，第二周就可进行坐姿的弯腰运动。

(1)时间：产后第二周。

(2)次数、频率：每天6~8次，每次做10下。

(3)做法：在椅子上坐正，双腿分开，双手放松置于两膝间，身体向前弯曲并摸到地板，然后立即恢复端坐姿式。请注意，恢复坐姿要快，往下弯腰动作要慢慢来。

1.尽量多平躺，使脊椎四周支撑身体直立的肌肉得到放松。

2.尽早恢复日常活动，配合酸痛点热敷按摩。

18 怎样防治乳腺炎

有些产妇往往在哺乳时未让婴儿将乳汁吸尽，使乳汁郁积在乳腺小叶中，长久下去会造成乳腺管塞不通，引起淤乳。这时可发现产妇乳胀严重，乳房变硬，表皮绷紧，局部红热、触痛明显，由于乳汁郁积及淋巴静脉回流不畅而形成乳房硬结。如果治疗不及时，患者会极度不适，畏寒、发抖、高烧、体温达38℃左右，患乳侧的液下淋巴结会肿大，有触痛，引起乳腺炎。

乳腺炎可发生在乳房的任何部位，患侧乳房疼痛、红肿，局部变硬，有明显触痛，以后逐渐形成脓肿。病人有高烧、畏寒，最后穿破皮肤流脓，有时也流乳汁，因此创口经久不愈。

乳腺炎多发生于产后产后3～4周，以初产妇尤为多见。

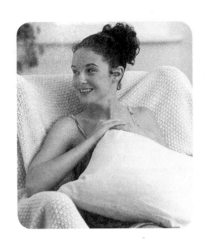

●我们的建议：

1.孕妇在分娩前2个月即应经常用肥皂水或清洁温水擦洗乳头，使乳头皮肤柔韧化。乳头内陷短小者应设法拔出。哺乳期的产妇，应经常对乳头清洗，保持喂养的卫生。

2.早期急性乳腺炎不宜热敷，可用冷水袋或湿冷毛巾冷敷乳房，以减轻乳房充血。应立即到医院进行药物治疗和理疗，采用超短波、紫外线疗法，有明显的消炎作用。

3.用吸奶器轻轻吸净乳房内残存的积乳。若用吸乳器抽吸不佳时，可用按摩方法并在医护人员的指导下挤乳。经上述方法排瘀乳效果均不佳时，不妨请丈夫吸吮患乳。

4.乳房肿胀未破溃者，可用仙人掌捣成泥状外敷，或用梅花点舌丹、金黄如意散加浓茶水调成糊状外敷患处，或采用中医推拿法。

5.乳头破裂时应涂抹消炎药膏或甘油保护破裂处，或用小剂量紫外线照射促进愈合。照射后除消毒创口外，应在创口内

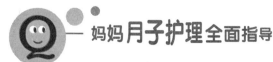

放置引流条，以免创口迅速愈合，而深部的脓汁未能排尽，造成乳腺炎的复发或向深部组织蔓延。

6.经积极处理，乳胀硬结仍不能缓解，产妇甚感疼痛时，可慎服维生素B$_6$ 200毫克，每日2次。一般服药12小时左右可减轻乳胀，症状缓解后应立即开始喂哺。

19 产后忧郁莫等闲

怀孕生子原本是充满欢欣和喜悦的，在家里面更是一大喜事，但有些产妇反而显得意志消沉、郁郁寡欢。产妇发生产后忧郁症的情况并不少见，据统计，有一半以上的产妇都曾经在生产后出现过忧郁倾向的情绪变化，轻则容易因为一点小事而哭泣或生气，较严重的会出现失眠、注意力不集中、凡事缺乏兴趣、神经衰弱等症状，或者产生社交退缩、无法照顾婴儿的现象，更严重的甚至会出现自杀或伤害婴儿的意图。

产后忧郁大多产后3～10天内发生，发作的时间很短暂，由数分钟至数日，最多不超过2周。

产后忧郁对整个家庭的影响不可轻视。如果妇女在产后表现出过度焦虑、情绪低落、食欲不佳、失眠、容易哭泣、易怒

注意情绪调适

Tips

1.坐月子期间，若能有丈夫与家人的全心安慰和支持，情绪低落的产妇大都在一、两个星期内就能够调适。

2.如果情绪上的症状在一两个星期内没有改善，就要去看医生。

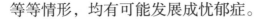

等等情形，均有可能发展成忧郁症。

产后忧郁症的发生原因仍然不太清楚，很可能的原因是：

1.激素的变化。

2.生产过程引起过度的害怕惊慌。

3.产后伤口太痛及全身虚弱乏力。

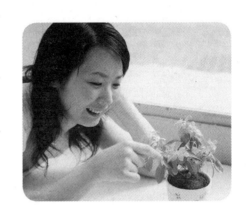

4.照顾新生儿的压力及夜间睡眠不足。

5.担心身材走样不再具有吸引力。

●我们的建议：

1.产妇不要过于紧张，如有烦恼、不安，要与丈夫或家人商量，寻求他们的帮助，保持愉快的心情。

2.家人要理解、关心、体贴和照顾产妇，育儿也需要丈夫、家人协助。

3.保证睡眠，宝宝睡着时，妈咪尽量也能跟着睡一觉。不要在睡觉前，吃很多食物或喝含咖啡因的饮料。

4.家人要谦让、安慰容易哭泣或发脾气的产妇。

20 产后忧郁的评估

问卷共有21题，每一题均包含几个不同的叙述。请你仔细阅读每一题中的每个叙述，然后选出一项最能描述你最近 7 天(包括今天)来的感受。

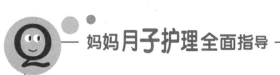

产后忧郁评估表

	描述	分值	回答
A	我不觉得悲伤。	0	
	我觉得悲伤。	1	
	我时时感到悲伤，无法驱除这种感受。	2	
	我悲伤或不快乐得无法忍受。	3	
B	对将来我并不感到特别沮丧。	0	
	对将来我感到沮丧。	1	
	我觉得将来没有什么希望。	2	
	我感到将来没希望，事情不能改善。	3	
C	我不觉得自己像是个失败者。	0	
	我觉得自己已比一般的人失败得更多。	1	
	回顾过去，我所看到的就是一连串的失败。	2	
	身为一个人我觉得我是彻底的失败者。	3	
D	我现在从事情中得到的满足跟过去一样多。	0	
	与过去比较，现在我比较不能从事情中获得喜悦。	1	
	我再也不能从任何事情中获得真正的满足。	2	
	我对样样事都不满或厌烦。	3	

续表

	描述	分值	回答
E	我不特别觉得罪恶。	0	
	有些时间我觉得罪恶。	1	
	大部分时间，我觉得自己真的很罪恶。	2	
	我总是感到罪恶。	3	
F	我不认为我正受惩罚	0	
	我感到或许会受罚。	1	
	我料想会受惩罚。	2	
	我觉得自己正在受罚。	3	
G	我对自己不感到失望。	0	
	我对自己感到失望。	1	
	我讨厌自己。	2	
	我恨自己。	3	
H	我不觉得自己比别人更坏。	0	
	我因自己有弱点或错误而批评自己。	1	
	我由于自己的过错而经常自责。	2	
	我因发生的一切坏事而自责。	3	

续表

	描述	分值	回答
I	我没有自杀的念头。	0	
	我有自杀的念头，但没有付诸实行。	1	
	我想自杀。	2	
	如果有机会我会自杀。	3	
J	我并不比平常容易哭。	0	
	我比以前更爱哭。	1	
	现在我时时在哭。	2	
	我过去很会哭，但如今我想哭也哭不出来。	3	
K	我和以前一样，没有特别暴躁。	0	
	我比以前容易激怒或暴躁。	1	
	现在我时时感到暴躁。	2	
	过去经常使我暴躁的事情一点也不再使我暴躁了。	3	
L	我对他人并没失去兴趣。	0	
	我现在不像过去那样对他人感到兴趣。	1	
	我对他人已失去大部分的兴趣。	2	
	我对他人已完全失去兴趣。	3	

续表

	描述	分值	回答
M	我大致与以前一样做决定。	0	
	我现在比以前更会拖延去做决定。	1	
	我现在比以前更难做决定。	2	
	我再也无法做任何决定。	3	
N	我不觉得我自己比以前丑。	0	
	我烦恼自己看起来渐老或渐不吸引人了。	1	
	我觉得外貌有了永久性变化，使我看起来不吸引人。	2	
	我相信自己长得丑。	3	
O	大致而言，我能够像往常一样好好地工作。	0	
	我需要特别努力，才能开始做事。	1	
	无论任何事情，我都必须很辛苦勉强自己，才能去做。	2	
	我觉得自己正在受罚。	3	
	我一点也无法工作。		
P	我能像平常一般睡好觉。	0	
	我不如以往睡得好。	1	
	我比平常早一二小时醒来，并且发现难以再入眠。	2	
	我比平常早好几小时醒来，而且无法再入眠。	3	

续表

	描述	分值	回答
Q	我并没有比平常更疲倦。	0	
	我比以前更容易累。	1	
	几乎任何事我一做就累。	2	
	我太累了以致无法做任何事。	3	
R	我的胃口不比以前差。	0	
	我的胃口比以前差。	1	
	我食欲很差，胃口大不如以前。	2	
	我没有胃口，几乎吃不下任何东西。	3	
S	我近来体重未见减轻，即使有也是不多。	0	
	我的体重减轻2.5千克以上。	1	
	我的体重减轻4.5千克以上。	2	
	我的体重减轻7.5千克以上。	3	
T	我跟以前一样不担心我的健康。	0	
	我担心我身体上的不舒服，诸如：头痛及身体上的病痛、胃不舒服或便秘等。	1	
	我很担心身上的不舒服，并且难以去考虑其他事情。	2	
	我非常担心我身体上的不舒服，以致无法去考虑任何其他的事情。	3	

续表

	描述	分值	回答
U	我并未发现我最近对于性的兴趣有任何转变。	0	
	我对于性比以前不感兴趣。	1	
	我目前对于性较缺乏兴趣。	2	
	我对于性完全失去兴趣。	3	
分数合计			

结果解释：

总分	状况
1～10分	正常
11～16分	轻微情绪困扰
17～20分	处于忧郁症边缘
21～30分	中度忧郁
31～40分	严重忧郁
40分以上	极端忧郁

注：如得分长期维持在17分以上，则需要专业人员的协助治疗。

图书在版编目（CIP）数据

妈妈月子护理全面指导/优生优育专家组编.——北京：中国人口出版社，2012.9

ISBN　978-7-5101-1377-2

Ⅰ.①妈…Ⅱ.①优…　Ⅲ.①产褥期－妇幼保健－基本知识　Ⅳ.①R714.6

中国版本图书馆CIP数据核字（2012）第214397号

最系统、最精心、最细致
的月子护理手册

妈妈月子护理全面指导

优生优育专家组 编著

出版发行	中国人口出版社	
印　　刷	北京睿特印刷厂大兴一分厂	
开　　本	710毫米×1020毫米　1/16	
印　　张	14	
字　　数	120千	
版　　次	2012年10月第1版	
印　　次	2012年10月第1次印刷	
书　　号	ISBN 978-7-5101-1377-2	
定　　价	28.80元	

社　　长	陶庆军
网　　址	www.rkcbs.net
电子信箱	rkcbs@126.com
电　　话	(010)83519390
传　　真	(010)83519401
地　　址	北京市宣武区广安门南街80号中加大厦
邮　　编	100054